Robert Wasner
Alphonse Mancini

Slank gennem sprøjten

En medicinsk guide til vægttabsinjektioner

Robert Wasner
Alphonse Mancini

Slank gennem sprøjten

En medicinsk guide til vægttabsinjektioner

ISBN: 978-3-68904-395-7 (Hæftet)
ISBN: 978-3-68904-407-7 (e-bog)

Copyright: Bremen University Press, Bremen, 2024.
Manuskriptet må ikke anvendes helt eller delvist uden forudgående skriftligt samtykke fra forlaget.

Første udgave
Manuskript nr. 1384
April 2024
Trykt i Den Europæiske Union
bup@bremenuniversitypress.com
www.bremenuniversitypress.com

Robert Wasner
Alphonse Mancini

Slank gennem sprøjten

En medicinsk guide til vægttabsinjektioner

Oversigt

INTRODUKTION TIL EMNET VÆGTTABSINJEKTIONER	4
TYPER AF SLANKESPRØJTER	10
VIDENSKABEN BAG VÆGTTABSINJEKTIONER	22
SUCCES MED VÆGTTABSINJEKTIONER	28
LANGTIDSEFFEKTER OG BÆREDYGTIGHED AF VÆGTTAB	38
RISICI OG BIVIRKNINGER	41
HVILKEN SLANKEINDSPRØJTNING TIL HVEM?	64
OPTIMAL BRUG AF VÆGTTABSSPRØJTER	85
KILDER TIL FORSYNING	94
ETISKE OG SOCIALE OVERVEJELSER	96
NYE LÆGEMIDLER, KONKLUSION OG FREMTIDSUDSIGTER	99

Indholdsfortegnelse

INTRODUKTION TIL EMNET VÆGTTABSINJEKTIONER 4

HISTORIEN OM SLANKESPRØJTER 7

TYPER AF SLANKESPRØJTER 10

SENESTE GODKENDELSER OG MARKEDSTENDENSER 10
TYPER AF VÆGTTABSSPRØJTER OG DERES ANVENDELSESOMRÅDER 12
DOSERINGSFORMER 14
PRODUCENT OG DISTRIBUTØR 15
NOVO NORDISK 16
ELI LILLY OG CO. 16
OREXIGEN THERAPEUTICS (NU EN DEL AF NALPROPION PHARMACEUTICALS) 17
RHYTHM PHARMACEUTICALS 17
ASTRAZENECA 17
SANOFI 17
PFIZER 18
BOEHRINGER INGELHEIM OG ELI LILLY 18
VIVUS INC. 18
NALPROPION PHARMACEUTICALS 19
EISAI CO. 19
JANSSEN PHARMACEUTICALS 19
MERCK & CO. 19
MARKEDSLEDER 20

VIDENSKABEN BAG VÆGTTABSINJEKTIONER 22

HVORDAN VIRKER VÆGTTABSINJEKTIONER? 23
AKTIVE INGREDIENSER OG DERES VIRKNINGSMEKANISMER 24
SAMMENLIGNING AF EFFEKTIVITETEN AF FORSKELLIGE VÆGTTABSINJEKTIONER 26

SUCCES MED VÆGTTABSINJEKTIONER 28

KLINISKE UNDERSØGELSER 28

STEP-STUDIESERIE FOR SEMAGLUTID	28
SELECT-STUDIE FOR SEMAGLUTID	30
SCALE-UNDERSØGELSESRÆKKE FOR LIRAGLUTID	31
SCALE FEDME OG PRÆDIABETES	31
SKALA DIABETES	32
LIGHT-STUDIE FOR NALTREXON-BUPROPION (CONTRAVE)	34
CONTRAVE	35

LANGTIDSEFFEKTER OG BÆREDYGTIGHED AF VÆGTTAB 38

RISICI OG BIVIRKNINGER 41

ALMINDELIGE BIVIRKNINGER	41
SJÆLDNE BIVIRKNINGER	42
PANCREATITIS	42
SYGDOMME I GALDEBLÆREN	44
NYREPROBLEMER	45
KARCINOM I SKJOLDBRUSKKIRTLEN	47
DIABETISK RETINOPATI	48
LANGSIGTEDE SUNDHEDSRISICI VED VÆGTTABSINJEKTIONER	50
RISICI FOR VISSE ORGANSYSTEMER	50
LANGSIGTEDE HORMONELLE OG CELLULÆRE EFFEKTER	51
ANBEFALINGER TIL LANGTIDSBRUG	52
RISICI FOR VISSE ORGANSYSTEMER	**52**
LANGSIGTEDE HORMONELLE OG CELLULÆRE EFFEKTER	**55**
KONTRAINDIKATIONER	**58**
FOREBYGGENDE FORANSTALTNINGER	**60**
BLANDING AF FORSKELLIGE MEDIKAMENTER	**62**

HVILKEN SLANKEINDSPRØJTNING TIL HVEM? 64

UDVÆLGELSE EFTER FORBEREDELSE	64
GLP-1-RECEPTORAGONISTER (WEGOVY, SAXENDA, TRULICITY)	64
AMYLIN-ANALOGER (SYMLIN)	69
KOMBINATIONSPRÆPARATER (CONTRAVE)	71
SUNDHEDSSTATUS SOM UDVÆLGELSESKRITERIUM	**73**

INTERAKTIONER MED ANDEN MEDICIN SOM KRITERIUM	74
BIVIRKNINGER SOM UDVÆLGELSESKRITERIUM	75
LANGTIDSEFFEKTER SOM UDVÆLGELSESKRITERIUM	77
TILGÆNGELIGHED SOM UDVÆLGELSESKRITERIUM	79
OMKOSTNINGER SOM UDVÆLGELSESKRITERIUM	80
MARKEDSPRISER OG PRODUCENTER	80
YDERLIGERE OMKOSTNINGER	81
FORSIKRINGSDÆKNING	81

OPTIMAL BRUG AF VÆGTTABSSPRØJTER 85

KORREKT ANVENDELSE OG DOSERING	85
TRÆNING I AT INJICERE SIG SELV	85
VALG AF INDSPRØJTNINGSSTED	86
DOSERINGSINSTRUKTIONER	86
OVERVÅGNING OG TILPASNING	87
KOMBINATION MED ERNÆRINGSPLANER OG TRÆNINGSPROGRAMMER	87
ERNÆRINGSPLANER	88
TRÆNINGSPROGRAMMER	89
REGELMÆSSIG GENNEMGANG OG JUSTERING	89
MEDICINSK OVERVÅGNING AF BEHANDLINGEN	90
BEHANDLINGENS VARIGHED	90
AFBRYDELSE AF BEHANDLING	92

KILDER TIL FORSYNING 94

ETISKE OG SOCIALE OVERVEJELSER 96

NYE LÆGEMIDLER, KONKLUSION OG FREMTIDSUDSIGTER 99

Introduktion til emnet vægttabsinjektioner

Vi bliver tykkere og tykkere, og ud over de sundhedsmæssige problemer, der er forbundet med det, kan vi ofte ikke lide det. Vores venner på YouTube og TikTok ser meget bedre ud. Men hvad kan vi gøre? Den tiende slankekur? Hvorfor skulle den virke på én gang?

Man ved, at det stigende problem med vægtøgning på verdensplan skyldes en række forskellige faktorer. Ændrede spisevaner spiller en stor rolle, da forarbejdede fødevarer, der er rige på sukker, fedt og salt, bliver lettere tilgængelige og ofte billigere end sunde alternativer. Disse fødevarer fører til et øget kalorieindtag uden at være tilsvarende næringsrige.

Samtidig har mange menneskers livsstil ændret sig markant. Den moderne arbejds- og fritidsverden er i stigende grad præget af stillesiddende aktiviteter, hvilket i høj grad reducerer den fysiske aktivitet. Denne mangel på motion er en afgørende faktor i den globale stigning i fedme.

Økonomiske forhold påvirker også kostadfærden. I mange lande er sund mad dyrere og sværere at få fat i end fastfood og andre usunde alternativer. Dertil kommer psykologisk stress, som ofte fører til øget spiseadfærd, da mange mennesker bruger mad til at håndtere stress. Denne følelsesmæssige faktor kan blive yderligere forværret af den konstante tilgængelighed af mad og reklamer for usunde fødevarer. Det miljø, folk lever i, spiller også en rolle. Mangel på sikre og tilgængelige steder for fysisk aktivitet og et miljø, der tilskynder til indtagelse af usunde fødevarer, bidrager til vægtforøgelse.

Mange slankekure mislykkes derimod jævnligt, fordi de ofte er urealistiske og svære at gennemføre. De kræver ofte drastiske, ubehagelige ændringer i kosten, som er svære at opretholde på lang sigt. De kan også føre til en følelse af afsavn, hvilket øger risikoen for madtrang. Desuden fokuserer mange slankekure på hurtigt vægttab frem for langsigtede kostændringer, hvilket ofte fører til den såkaldte yo-yo-effekt, hvor den tabte vægt hurtigt tages på igen.

Disse rammebetingelser kræver en omfattende og innovativ tilgang til bekæmpelsen af epidemien. Vægttabsinjektioner spiller en stadig vigtigere rolle i denne sammenhæng.

Det er kort sagt medicinske indsprøjtninger, der bruges til at hjælpe med vægttab. De er også kendt som vægttabsinjektioner eller injektioner mod fedme og ordineres primært til personer, der er overvægtige eller fede, især hvis der er tilknyttede sundhedsproblemer som type 2-diabetes, højt blodtryk eller hjerte-kar-sygdomme. I dag bruges vægttabsinjektioner dog også i stigende grad til "blot at tabe sig", selv om der ikke er nogen stærke medicinske indikationer.

Virkemåden for disse lægemidler er baseret på at efterligne eller forstærke hormoner, der er naturligt til stede i kroppen og regulerer fødeindtagelse og energiomsætning. Mange vægttabsinjektioner øger mæthedsfornemmelsen ved at forsinke mavetømningen eller virke direkte på det center i hjernen, der er ansvarligt for sultfølelsen. Resultatet er, at man føler sig hurtigere mæt, spiser mindre og lettere kan tabe sig.

Vægttabsindsprøjtninger har tiltrukket sig stor opmærksomhed i de senere år, primært fordi de muliggør et klart målbart vægttab, som faktisk er blevet bevist i kliniske studier. Deres effektivitet kombineret med evnen til at opretholde den reducerede vægt på lang sigt adskiller dem fra traditionelle kosttilgange. Kendskabet til disse lægemidler er også steget gennem brug og anbefaling af berømtheder, hvilket igen har ført til omfattende mediedækning - især på sociale mediekanaler. Her er ukontrolleret vækst uundgåelig.

Desuden har den stigende tilgængelighed af disse behandlinger, især gennem tilladelser fra sundhedsmyndighederne og muligheden for at ordinere via telemedicin eller internettet, bidraget til, at flere og flere mennesker har adgang til disse lægemidler. Dette falder sammen med en voksende offentlig bevidsthed om de sundhedsrisici, der er forbundet med fedme, såsom diabetes og hjertesygdomme. Vægttabsinjektioner ses derfor ofte som en håbefuld mulighed for dem, der leder efter effektive løsninger til vægtkontrol. Kort sagt, hvis vægttabsinjektioner ikke allerede fandtes, skulle de opfindes.

Løbende forskning og udvikling på dette område lover også yderligere forbedringer og innovationer, hvilket yderligere øger den videnskabelige og offentlige interesse. Alle disse faktorer gør tilsammen vægttabsinjektioner til et meget omtalt emne, som både medicinske eksperter og den brede offentlighed ser som et potentielt gennembrud i kampen mod fedmeepidemien.

Historien om slankesprøjter

Slankeindsprøjtninger har ikke eksisteret længe, det er en relativt ny udvikling, som først nu er ved at blive almindelig og derfor genstand for en ophedet debat.

Historien begyndte i slutningen af det 20. århundrede, da forskere forsøgte at opdage og forstå de hormonelle og neurokemiske veje, der regulerer sult og mæthed. Et afgørende øjeblik i denne medicinske interventions historie var opdagelsen af glukagonlignende peptid-1 (GLP-1), et hormon, der frigives af tarmceller efter spisning, og som påvirker både insulinudskillelse og mæthed.

Glukagonlignende peptid-1 blev opdaget i begyndelsen af 1980'erne. Opdagelsen var en del af et større forskningsfelt, der undersøgte tarmen og dens rolle i reguleringen af kroppens fysiologi, især i forhold til insulinudskillelse og glukosemetabolisme. GLP-1 tilhører en klasse af hormoner, der kaldes inkretiner. Disse hormoner udskilles af tarmen, når man har spist, og spiller en vigtig rolle i at kontrollere mængden af insulin, der frigives af bugspytkirtlen som reaktion på fødeindtagelse.

Forskningen, der førte til identifikationen af GLP-1, bidrog væsentligt til forståelsen af, hvordan kroppen regulerer glukoseniveauet, og lagde grunden til den efterfølgende udvikling af GLP-1-agonister som terapeutiske midler mod både type 2-diabetes og fedme.

De første medicinske forsøg med GLP-1-agonister fokuserede oprindeligt på diabetesbehandling, men det blev hurtigt klart, at disse aktive ingredienser også havde potentiale til at hjælpe med vægttab.

Liraglutid blev udviklet af Novo Nordisk i 2005 og blev oprindeligt brugt til behandling af diabetes. Efter yderligere undersøgelser, der bekræftede dets effektivitet i forbindelse med vægttab, blev det i 2014 godkendt under handelsnavnet Saxenda specifikt til behandling af fedme. Denne godkendelse markerede en vigtig milepæl i historien om vægttabsinjektioner, da det var et af de første lægemidler, der blev udviklet og godkendt specifikt til dette formål.

Efterfølgende forskning og udvikling førte til yderligere gennembrud, herunder introduktionen af semaglutid (Wegovy), som blev godkendt af den amerikanske FDA i 2021 specifikt til vægttab og viste endnu større effektivitet end tidligere lægemidler i kliniske forsøg. Disse nyere generationer af vægttabsinjektioner tilbyder forbedrede doseringsregimer og er endnu mere målrettede i deres virkninger, hvilket gør dem til et værdifuldt værktøj i kampen mod fedmeepidemien.

De første opdagelser inden for endokrin fysiologi og de deraf følgende medicinske innovationer har således lagt grunden til udviklingen af nutidens vægttabsinjektioner. Disse fremskridt afspejler det videnskabelige samfunds voksende forståelse af fedme som en multifaktoriel sygdom og behovet for målrettet, effektiv behandling.

Typer af slankesprøjter

Den moderne udvikling og brug af vægttabsinjektioner har været præget af betydelige fremskridt inden for bioteknologi og farmakologi. Disse fremskridt har ført til produktion af meget effektive lægemidler, der specifikt retter sig mod kroppens hormonsystemer for at regulere sult og forbedre insulinproduktionen. Den nuværende teknologi i produktionen af disse lægemidler omfatter rekombinante DNA-teknologier, avancerede oprensningsprocesser og forbedrede formuleringer, der giver mulighed for en længere halveringstid for de aktive ingredienser og forenklet anvendelse.

Seneste godkendelser og markedstendenser

GLP-1-receptoragonister, især semaglutid (markedsført som **Wegovy**), har fået stor opmærksomhed fra det medicinske samfund og offentligheden i de senere år. Denne klasse af lægemidler virker ved at efterligne det naturlige hormon GLP-1, som spiller en central rolle i kroppens glukosemetabolisme og appetitkontrolmekanisme. Virkningerne af GLP-1 omfatter øget frigivelse af insulin som reaktion på fødeindtagelse, langsommere mavetømning og øget mæthed, hvilket i sidste ende fører til reduceret fødeindtagelse.

Semaglutid er især i fokus, da det har vist vægttabsfordele ud over, hvad der er opnået med tidligere lægemidler i denne klasse. Efter den oprindelige godkendelse som diabetesbehandling under navnet **Ozempic** blev semaglutid godkendt under navnet **Wegovy** specifikt til behandling af fedme i USA og Europa. Godkendelsen var baseret på omfattende kliniske forsøg, der viste en gennemsnitlig vægtreduktion på omkring 15 % af kropsvægten, et resultat, der sjældent er opnået med tidligere fedmebehandlinger.

Populariteten af semaglutid og andre GLP-1-receptoragonister som liraglutid (**Saxenda**) og dulaglutid (**Trulicity**) skyldes også deres relative sikkerhed og gode tolerabilitet. Disse lægemidler har en gunstig bivirkningsprofil sammenlignet med mange ældre lægemidler til vægttab, hvilket gør dem til et foretrukket valg til langtidsbrug. Disse egenskaber har sammen med den gode effekt ført til, at disse lægemidler ses som livsændrende behandlingsmuligheder, ikke kun for mennesker med fedme, men også for dem, der lider af vægtrelaterede helbredsproblemer.

Den stigende popularitet af denne klasse af lægemidler understreger den voksende accept af farmakologiske behandlinger af fedme, en sygdom, der traditionelt er blevet behandlet med kost og motion, men som ofte kræver yderligere terapeutisk indgriben for at blive behandlet effektivt og bæredygtigt.

Disse godkendelser understreger tendensen til lægemidler, der er udviklet specifikt til langvarig brug i vægtkontrolprogrammer. Markedet for vægttabsinjektioner vokser i takt med, at forekomsten af fedme stiger på verdensplan, og behovet for effektive behandlingsmuligheder øges.

Typer af vægttabssprøjter og deres anvendelsesområder

Udviklingen inden for vægttabsinjektioner har ført til en række forskellige behandlingsmuligheder, der kan tilpasses patienternes individuelle behov og medicinske tilstand. Denne udvikling afspejler den avancerede forståelse af kropsmekanismer og hormoneffekter, som forskere og læger har opnået gennem årene.

GLP-1-receptoragonister som liraglutid og semaglutid er i øjeblikket de førende i denne gruppe og udnytter princippet i det naturlige hormon GLP-1. Dette hormon frigives, når man har spist, og virker på flere måder: Det stimulerer frigivelsen af insulin, når blodsukkeret stiger, forsinker mavetømningen og giver dermed en længerevarende mæthedsfornemmelse, hvilket igen er med til at reducere fødeindtaget. Disse virkninger gør GLP-1-receptoragonister særligt effektive til behandling af fedme og har været med til at gøre dem til et populært valg til langsigtede strategier for vægtkontrol.

Kombinationsbehandlinger som f.eks. kombinationen af **bupropion** og **naltrexon, der er kendt under** handelsnavnet **Contrave**, tilbyder en multi-mekanistisk tilgang. **Bupropion** er et antidepressivt middel, som også bruges til rygestop og er kendt for at have en appetitnedsættende effekt, mens **naltrexon** oprindeligt blev brugt til at behandle opioid- og alkoholafhængighed. Denne kombination har til formål at påvirke de neurokemiske baner i hjernen, som styrer trang og belønningscentre, samtidig med at mæthedsfølelsen øges. Det gør **Contrave til et** effektivt værktøj for mennesker, der har svært ved at kontrollere deres spisevaner.

Forskning i andre hormonbehandlinger, der fokuserer på at modulere virkningerne af kortisol, tilbyder en innovativ tilgang i kampen mod fedme, især med hensyn til stressfremkaldt vægtøgning. **Kortisol, der** ofte omtales som "stresshormonet", spiller en central rolle i kroppens stressresponssystem. Under kronisk stress kan øget kortisolproduktion føre til forskellige metaboliske ændringer, herunder øget appetit, vægtøgning og ugunstig fedtfordeling, typisk omkring maveregionen.

Terapier, der retter sig mod reguleringen af **kortisol,** kan potentielt reducere de negative virkninger af stress på kropsvægten. Disse tilgange vil ikke kun påvirke kortisolniveauerne direkte, men også virke på de komplekse samspil mellem stress, sult og fedtstofskifte. Det kunne være en effektiv måde at reducere stressinduceret madtrang og overspisning på og dermed kontrollere vægtøgning.

Udviklingen af sådanne behandlingsformer er særlig relevant i en tid, hvor mange mennesker udsættes for øget psykologisk og social stress, som ofte fører til usunde spisevaner og i sidste ende fedme. Ved at tage fat på de biokemiske veje, der påvirkes af **kortisol,** kan man skabe en flerdimensionel behandlingsstrategi, der ikke kun tager højde for fysiologiske, men også psykologiske aspekter af fedme.

Forskningen på dette område er dog stadig relativt ny, og udfordringerne ved at udvikle sådanne behandlinger omfatter nøjagtig bestemmelse af dosering, undgåelse af bivirkninger og tilpasning af behandlingen for at opnå optimale resultater. Ikke desto mindre gør potentialet i disse terapeutiske tilgange til at forbedre livskvaliteten for de berørte og reducere sundhedsomkostningerne i forbindelse med fedme og stressrelaterede sygdomme dem til et lovende forskningsområde inden for lægevidenskaben.

Doseringsformer

Slankeinjektioner kommer normalt i form af subkutane injektioner, som patienterne selv kan administrere. Denne doseringsform har vist sig at være effektiv, fordi den giver mulighed for en kontrolleret frigivelse af den aktive ingrediens og sikrer direkte optagelse i blodbanen. Her er nogle detaljer om de almindelige doseringsformer og deres anvendelse:

- Færdigfyldt pen eller injektor: Mange vægttabssprøjter, f.eks. dem, der indeholder GLP-1-receptoragonister (f.eks. liraglutid, semaglutid), tilbydes i form af en færdigfyldt pen eller injektor. Disse penne er nemme at bruge og giver patienterne mulighed for at injicere sig selv med minimal træning. Pennene er normalt udstyret med

en fin nål, som gør indsprøjtningen mindre smertefuld.
- Dosering og brugshyppighed: De fleste slankeinjektioner gives en gang om dagen eller en gang om ugen. Den nøjagtige dosering og indgivelseshyppighed afhænger af den specifikke medicin og patientens individuelle behov. For eksempel injiceres liraglutid dagligt, mens semaglutid og tirzepatid normalt administreres en gang om ugen.
- Instruktioner til selvinjektion: Når medicinen ordineres første gang, får patienterne som regel detaljerede instruktioner fra sundhedspersonalet om, hvordan de skal udføre injektionen korrekt. Dette omfatter instruktioner om, hvordan medicinen skal opbevares, hvordan injektionen skal forberedes, og hvordan nålene skal bortskaffes.

Ved at bruge disse former for indsprøjtninger kan de aktive ingredienser leveres effektivt ind i kroppen, hvilket i mange tilfælde fører til et betydeligt vægttab. Selvadministrationen af disse injektioner er også en praktisk mulighed for patienter, der kan have svært ved at møde op til regelmæssige lægeaftaler.

Producent og distributør

Forskellige medicinalvirksomheder udvikler og markedsfører slankende injektioner baseret på specifikke virkningsmekanismer. Her er en oversigt over nogle af de mest kendte producenter og de produkter, de tilbyder:

Novo Nordisk

- **Saxenda (liraglutid):** Saxenda blev oprindeligt udviklet til behandling af type 2-diabetes (under navnet **Victoza) og** er specifikt godkendt til vægttab hos voksne med et BMI på 30 eller derover eller 27 eller derover med mindst én vægtrelateret komorbiditet.
- **Wegovy (semaglutid):** En højere dosis af den aktive ingrediens semaglutid, også kendt som **Ozempic, til behandling af** type 2-diabetes. Wegovy er specifikt godkendt til kronisk vægtkontrolbehandling.
- **Ozempic (semaglutid):** Selvom Ozempic primært er godkendt til behandling af type 2-diabetes, har det også vist sig, at det kan føre til et betydeligt, målbart vægttab. I mange tilfælde blev Ozempic brugt off-label til vægttab, før det blev godkendt specifikt til dette formål under navnet Wegovy.

Eli Lilly og Co.

- **Trulicity (dulaglutid):** Selvom Trulicity primært er godkendt som diabetesbehandling, er det også effektivt til vægttab og bruges i nogle tilfælde til dette formål.

Orexigen Therapeutics (nu en del af Nalpropion Pharmaceuticals)

- **Contrave (bupropion og naltrexon)**: Denne medicin kombinerer to aktive ingredienser med forskellige mekanismer, der har til formål at reducere appetitten og øge mæthedsfornemmelsen. Det er specifikt godkendt til vægtkontrol.

Rhythm Pharmaceuticals

- **Imcivree (setmelanotid)**: Dette er en specifik behandlingsmetode til patienter med sjældne genetiske fedmeforstyrrelser. Imcivree er godkendt til behandling af voksne og børn i alderen 6 år og derover med visse genetiske sygdomme, der fører til fedme.

AstraZeneca

- **Bydureon (exenatid)**: Dette er en form for GLP-1-receptoragonisten exenatid, som bruges til behandling af type 2-diabetes, men som også kan have en positiv effekt på vægttab. Bydureon indsprøjtes normalt en gang om ugen.

Sanofi

- **Soliqua/Suliqua (insulin glargin og lixisenatid)**: Dette kombinationsprodukt, som indeholder både et langtidsvirkende insulin og en GLP-

1-receptoragonist, bruges til behandling af type 2-diabetes, men kan også hjælpe med vægttab.

Pfizer

- **Rybelsus (semaglutid oral)**: Dette er en oral formulering af semaglutid, som er godkendt til behandling af type 2-diabetes. Ligesom **Ozempic** kan Rybelsus også understøtte vægttab, selvom det ikke markedsføres specifikt til denne indikation.

Boehringer Ingelheim og Eli Lilly

- **Jardiance (empagliflozin)**: Denne SGLT2-hæmmer er oprindeligt udviklet til behandling af type 2-diabetes, men har vist, at den også kan bidrage til vægttab, især hos patienter med diabetes.

Vivus Inc.

- **Qsymia (phentermin og topiramat)**: Qsymia kombinerer phentermin, et appetitnedsættende middel, med topiramat, et lægemiddel, der oprindeligt blev udviklet til behandling af epilepsi, og som også fremmer mæthedsfornemmelsen. Dette lægemiddel er specifikt godkendt til vægttab og bruges ofte til patienter, der ikke kun er overvægtige, men også har følgesygdomme som f.eks. forhøjet blodtryk eller type 2-diabetes.

Nalpropion Pharmaceuticals

- **Contrave (bupropion og naltrexon):** Som nævnt ovenfor kombinerer Contrave to aktive ingredienser til vægttab. Det blev oprindeligt udviklet af Orexigen Therapeutics, men markedsføres nu af Nalpropion Pharmaceuticals.

Eisai Co.

- **Belviq (lorcaserin):** Dette lægemiddel, som påvirker aktiviteten af serotoninreceptorer i hjernen for at øge mæthedsfornemmelsen, blev godkendt i USA til vægttab, men blev trukket tilbage fra markedet på grund af bekymringer om potentielle kræftrisici.

Janssen Pharmaceuticals

- **Invokana (canagliflozin):** En SGLT2-hæmmer, der oprindeligt blev udviklet til behandling af type 2-diabetes. Ligesom andre SGLT2-hæmmere kan Invokana også bidrage til vægttab ved at få kroppen til at udskille overskydende sukker via urinen.

Merck & Co.

- **Steglatro (ertugliflozin):** Også en SGLT2-hæmmer, der er godkendt til behandling af type 2-diabetes og giver potentielle vægttabsfordele.

Disse og andre virksomheder og deres produkter viser, hvor mange forskellige tilgange og mekanismer der nu er til rådighed til behandling af overvægt og fedme.

Markedsleder

Novo Nordisk og Eli Lilly er i øjeblikket de førende virksomheder på markedet for vægttabsinjektioner, især i kategorien GLP-1-receptoragonister, der er specielt designet til vægttab. Novo Nordisk, et dansk medicinalfirma, har en betydelig indflydelse inden for vægtkontrolbehandlinger med produkter som **Saxenda** og **Wegovy**.

Eli Lilly, der er baseret i USA, konkurrerer tæt med Novo Nordisk og har vist en stærk tilstedeværelse på markedet med **Trulicity,** som også muliggør et betydeligt vægttab. Derudover udvikler Eli Lilly **tirzepatid, som anses for at være et** gennembrud i branchen på grund af dets potentielt høje vægttabseffekt og snart kan spille en vigtig rolle på markedet. **Tirzepatide er** et innovativt lægemiddel, der er særligt lovende til behandling af type 2-diabetes og fedme. Som en dobbelt GIP- og GLP-1-receptoragonist simulerer tirzepatid effekten af to inkretinhormoner, hvilket gør det muligt både at regulere blodsukkerniveauet og øge mætheden. Dette fører til forbedret glykæmisk kontrol og betydeligt vægttab.

Den særlige kombination af virkninger, som **tirzepatid** tilbyder, nemlig at støtte insulinudskillelsen baseret på blodsukkerniveauet og samtidig reducere fødeindtaget ved at øge mæthedsfornemmelsen, gør lægemidlet særligt værdifuldt i fremtiden. Disse egenskaber er afgørende, da mange mennesker med type 2-diabetes også kæmper med overvægt eller fedme, og behandling, der effektivt adresserer begge forhold, kan forbedre helbredet betydeligt og reducere risikoen for diabetesrelaterede komplikationer.

Resultaterne fra de kliniske forsøg har især imponeret det medicinske samfund, da **tirzepatid ikke** kun viste bedre effekt på blodsukkerkontrollen end eksisterende GLP-1-receptoragonister, men også førte til et bemærkelsesværdigt vægttab. Dette potentiale placerer **tirzepatid i** centrum for håbet om en ny generation af diabetes- og vægtkontrolbehandlinger, der både kan forbedre livskvaliteten og give mere omfattende og effektive behandlingsmuligheder for patienterne. Kombinationen af terapeutiske virkninger i et enkelt lægemiddel er et betydeligt fremskridt og symboliserer de fremskridt inden for lægemiddelforskning, der kan revolutionere behandlingen af stofskiftesygdomme.

Novo Nordisk og Eli Lilly har allerede opnået en dominerende position ved at udvikle effektive og sikre lægemidler mod fedme og diabetes og fortsætter med at investere betydeligt i forskning og udvikling for at åbne op for nye behandlingsmuligheder. Deres lederskab styrkes også af omfattende kliniske forsøg og en stærk global tilstedeværelse, som er med til at forme markedet for vægtkontrolbehandlinger.

Videnskaben bag vægttabsinjektioner

Vægttabsinjektioner udnytter komplekse fysiologiske processer til både at reducere appetitten og påvirke insulinproduktionen, hvilket gør dem til en effektiv metode til vægtkontrol og behandling af metaboliske sygdomme. Især gruppen af GLP-1-receptoragonister, som ofte bruges i disse lægemidler, spiller en central rolle.

Disse lægemidler efterligner effekten af naturligt forekommende hormoner som f.eks. glukagonlignende peptid-1 (GLP-1). GLP-1 produceres i tyndtarmen efter fødeindtagelse og er afgørende for reguleringen af blodsukkerniveauet og appetitten. Ved at binde sig til GLP-1-receptorer stimulerer disse lægemidler insulinfrigivelsen fra bugspytkirtlen på en glukoseafhængig måde, dvs. at insulinudskillelsen øges, når blodsukkerniveauet stiger, hvilket forhindrer overproduktion af insulin og dermed hypoglykæmi. Samtidig forsinkes mavetømningen, hvilket holder patienten mæt i længere tid og dermed reducerer kalorieforbruget i løbet af dagen.

Desuden har disse hormoner en direkte effekt på hjernen, hvor de påvirker appetitreguleringen. De aktiverer visse områder i hjernen, som er ansvarlige for mæthedsfølelsen, hvilket reducerer følelsen af sult og fører til et lavere kalorieindtag. Denne dobbelte tilgang - at forbedre insulinresponsen og kontrollere sultfølelsen - gør GLP-1-receptoragonister særligt effektive i behandlingen af fedme og type 2-diabetes.

Disse lægemidlers evne til at efterligne og forstærke kroppens naturlige mekanismer giver en effektiv og relativt sikker måde at behandle vægtproblemer på, som viser sig at være vanskelige at behandle med konventionelle metoder som kost og motion alene. Disse egenskaber forklarer, hvorfor de i stigende grad anerkendes som en vigtig del af terapeutiske strategier for fedme og relaterede stofskiftesygdomme.

Hvordan virker slankesprøjter?

GLP-1-receptoragonister, en stor gruppe af vægttabsinjektioner, udnytter et meget effektivt princip ved at efterligne kroppens naturlige processer, der bliver aktive efter fødeindtagelse. Ved at simulere GLP-1-hormonet opnår de en multipel effekt, der påvirker både stofskiftet og appetitten, hvilket gør dem til et effektivt værktøj i behandlingen af fedme og type 2-diabetes.

Hormonet GLP-1, som produceres naturligt i den nederste del af tyndtarmen efter fødeindtagelse, spiller en central rolle i reguleringen af blodsukkerniveauet. Det stimulerer bugspytkirtlen til at frigive mere insulin, når blodsukkeret stiger, hvilket bidrager til at sænke blodsukkeret effektivt. Denne insulinotrope effekt opstår kun ved forhøjede glukoseniveauer, hvilket reducerer risikoen for uønsket hypoglykæmi, som kan forekomme ved andre diabetesbehandlinger.

Ud over at påvirke insulinudskillelsen bremser GLP-1 også mavetømningen, hvilket resulterer i forlænget mæthed efter måltiderne og dermed reducerer appetitten og fødeindtagelsen. Denne forsinkelse af mavetømningen er med til at mindske blodsukkerstigningerne efter måltiderne, hvilket bidrager til en mere stabil glykæmisk kontrol generelt.

Derudover påvirker GLP-1 direkte centralnervesystemet ved at virke på visse områder i hjernen, der er ansvarlige for reguleringen af sult og mæthed. Ved at aktivere disse områder i hjernen reduceres følelsen af sult og den tilknyttede adfærd, der fører til fødeindtagelse.

Denne mangesidede virkemåde gør GLP-1-receptoragonister særligt attraktive til behandling af patienter, hvor både vægtkontrol og glykæmisk kontrol spiller en rolle. Ved at angribe flere fronter samtidig tilbyder disse lægemidler en omfattende strategi til behandling af fedme og type 2-diabetes.

Aktive ingredienser og deres virkningsmekanismer

GLP-1-receptoragonister som liraglutid og semaglutid spiller den centrale rolle, der allerede er beskrevet i den moderne behandling af diabetes og fedme, ved at binde sig specifikt til GLP-1-receptorer i kroppen.

Denne binding fører til øget insulinudskillelse, som kun aktiveres, når blodsukkerniveauet er forhøjet, hvilket reducerer risikoen for hypoglykæmi betydeligt, et almindeligt problem med anden diabetesmedicin. Desuden bremser de mavetømningen, hvilket forlænger mæthedsfornemmelsen og dermed reducerer fødeindtaget.

Disse egenskaber gør dem til en effektiv mulighed for vægtkontrol og diabeteskontrol.

I modsætning hertil kombinerer kombinationspræparater som bupropion og naltrexon, der er kendt under handelsnavnet Contrave, forskellige virkningsmekanismer, der påvirker spiseadfærden. Bupropion, som er et antidepressivt middel, hæmmer appetitten ved at modulere neurotransmitterne dopamin og noradrenalin. Naltrexon griber ind i hjernens belønningssystem for at reducere trangen til at spise. Denne kombination virker synergistisk for at reducere trangen til mad og ændre spisevaner.

I praksis viser GLP-1-receptoragonister ofte en større effekt på vægttab sammenlignet med kombinationslægemidler. Lægemidler som semaglutid kan i kliniske forsøg opnå en gennemsnitlig vægtreduktion på omkring 15 % af kropsvægten, hvilket gør dem særligt effektive til personer, der har brug for et betydeligt vægttab. Contrave og lignende kombinationsbehandlinger kan også være effektive, især for patienter, hvis spiseadfærd er stærkt påvirket af psykologiske faktorer som stress og belønningsadfærd.

Valget af den rette medicin afhænger i høj grad af den enkeltes sundhedstilstand, forekomsten af komorbiditet som f.eks. type 2-diabetes og patientens specifikke behov og mål. Begge klasser af medicin tilbyder værdifulde muligheder for håndtering af vægt og diabetes, men i forskellige sammenhænge og med forskellige effektprofiler. Mere om dette i detaljer senere.

Sammenligning af effektiviteten af forskellige slankeinjektioner

Effektiviteten af vægttabsinjektioner varierer afhængigt af sammensætningen af den aktive ingrediens og den enkelte patients reaktion.

GLP-1-receptoragonister som semaglutid og liraglutid har vist sig at være særligt effektive i kliniske forsøg, især semaglutid, som markedsføres i højere doser til specifikt vægttab under navnet Wegovy. Semaglutid opnår ofte et gennemsnitligt vægttab på omkring 15 % af kropsvægten i disse studier, mens liraglutid og lignende lægemidler normalt resulterer i et vægttab på 5-10 %.

Til sammenligning tilbyder kombinationslægemidler som Contrave, der kombinerer bupropion og naltrexon, en anden terapeutisk mulighed. Disse lægemidler er særligt velegnede til patienter, hvis spiseadfærd er stærkt påvirket af psykologiske faktorer som f.eks. stressspisning. Selvom de kan være effektive, viser praksis, at deres effektivitet med hensyn til vægtreduktion ofte er lavere end GLP-1-receptoragonisternes. Contrave og lignende kombinationsbehandlinger er dog nyttige for patienter, som har gavn af en behandling, der tager sig af både fysisk og følelsesmæssig trang til mad.

Disse forskellige effektprofiler betyder, at valget af den rigtige vægttabsinjektion kræver nøje overvejelser, hvor man ikke kun tager hensyn til patientens individuelle sundhedsmål og medicinske tilstand, men også til deres personlige respons på behandlingen. For eksempel kan patienter, der både lider af type 2-diabetes og er overvægtige, have særlig gavn af GLP-1-receptoragonister, mens de, der har en stærk psykologisk komponent i deres spiseadfærd, kan opnå bedre resultater med et kombinationsprodukt.

Overordnet set tilbyder vægttabsinjektioner en effektiv metode til vægttab, der virker gennem en kombination af appetitkontrol og forbedret metabolisk funktion. Valget af specifik medicin bør dog altid ske i samarbejde med en sundhedsfaglig person for at sikre den bedste og sikreste løsning for den enkelte patient.

Succes med vægttabsinjektioner

Kliniske undersøgelser

Effekten og sikkerheden af vægttabsinjektioner, især GLP-1-receptoragonister, er blevet veldokumenteret i adskillige kliniske studier. Disse undersøgelser har vist, at disse lægemidler ikke kun er effektive til vægttab, men også kan reducere risikoen for fedmerelaterede sygdomme.

STEP-studieserie for semaglutid

- STEP 1-studiet fokuserede på vægttab hos voksne med fedme eller overvægt og undersøgte effekten af semaglutid sammenlignet med placebo, suppleret med livsstilsinterventioner. I undersøgelsen fik deltagerne enten semaglutid eller placebo, og begge grupper blev opfordret til at forbedre deres kost- og motionsvaner på samme tid. Resultaterne af undersøgelsen var bemærkelsesværdige: De, der fik semaglutid, oplevede et gennemsnitligt vægttab på ca. 14,9 % af deres kropsvægt. Det er en succes og understreger den potentielle effektivitet af semaglutid som hjælpemiddel til vægttab, især når det kombineres med livsstilsændringer.
- STEP 2-studiet havde til formål at undersøge effekten af semaglutid på voksne med type 2-

diabetes. I dette studie blev effekten af semaglutid ikke kun vurderet i forhold til vægttab, men også i forhold til dets evne til at forbedre den glykæmiske kontrol. Deltagere, der fik semaglutid, oplevede betydelige forbedringer i både glykæmisk kontrol og kropsvægt. Disse resultater bekræfter den dobbelte effekt af semaglutid, som ikke kun fungerer som et vægttabsmiddel, men også kan spille en vigtig rolle i diabetesbehandlingen ved at bidrage til en effektiv styring af blodsukkerniveauet.

- STEP 3-studiet var specifikt designet til at undersøge bæredygtigheden af det vægttab, der blev opnået med semaglutid. I denne fase af undersøgelsen fik alle deltagere først semaglutid i 20 uger for at observere lægemidlets umiddelbare effekt på kropsvægten. Denne indledende fase blev efterfulgt af en længere observationsperiode på 48 uger, hvor halvdelen af deltagerne fortsatte med at få semaglutid, mens den anden halvdel skiftede til placebo. Dette undersøgelsesdesign gjorde det muligt for forskerne ikke kun at observere de kortsigtede virkninger af semaglutid på vægttabet, men også at evaluere, hvor godt vægttabet blev opretholdt over en længere periode, når behandlingen blev fortsat sammenlignet med, når den blev afbrudt. Resultaterne viste, at deltagere, der fortsatte med at få semaglutid, var i stand til effektivt at opretholde deres reducerede vægt, mens de, der skiftede til placebo, havde en tendens til at tage på igen. Disse resultater er særligt værdifulde, da de understreger betydningen af fortsat behandling med semaglutid for den langsigtede vedligeholdelse af vægttabet. De bekræfter, at selv om det indledende vægttab er et vigtigt skridt, kan fortsat brug af semaglutid være afgørende for at opretholde de opnåede sundhedsmæssige fordele og modvirke en eventuel vægtøgning.

SELECT-studie for semaglutid

SELECT-studiet er et omfattende klinisk forsøg, der undersøger de langsigtede kardiovaskulære og metaboliske virkninger af semaglutid hos mennesker med fedme uden diabetes. Dette studie er særligt vigtigt, da det har til formål at afgøre, om semaglutid kan reducere risikoen for alvorlige kardiovaskulære hændelser i en befolkning, der er overvægtig, men ikke lider af type 2-diabetes. Hjerte-kar-sygdomme er tæt forbundet med fedme og er en væsentlig årsag til sygelighed og dødelighed på verdensplan. Derfor kan et positivt resultat fra denne undersøgelse få vigtige konsekvenser for behandlingen af fedme.

SELECT-undersøgelsen er designet som et dobbeltblindt, placebokontrolleret, randomiseret forsøg for at minimere fejl og sikre dataenes integritet. Deltagere fra forskellige lande bliver observeret over en længere periode, hvor de får semaglutid eller placebo. Denne metodiske tilgang vil gøre det muligt for forskerne at indsamle pålidelige data om, hvordan semaglutid påvirker risikoen for kardiovaskulære hændelser.

Betydningen af resultaterne af denne undersøgelse kan ikke overvurderes. Hvis de endelige data viser, at semaglutid kan reducere den kardiovaskulære risiko hos overvægtige patienter uden diabetes, kan det have en betydelig indvirkning på behandlingsstrategierne for fedme. Et sådant resultat vil føre til en bredere anvendelse af GLP-1-receptoragonister i denne patientgruppe og fundamentalt ændre og udvide de terapeutiske tilgange til fedme.

Desuden vil en bedre forståelse af de kardiovaskulære virkninger af semaglutid bidrage til at forbedre sikkerhedsprofilen for denne klasse af lægemidler. Ved at få oplysninger om potentielle risici og fordele kan undersøgelsen hjælpe med at optimere behandlingen for at sikre ikke kun effektivitet, men også patientsikkerhed og velvære. Den slags forskning er afgørende for at kunne træffe informerede kliniske beslutninger og forbedre det generelle helbred og livskvaliteten for mennesker med fedme.

SCALE-undersøgelsesrækken for liraglutid

SCALE Fedme og prædiabetes

SCALE Obesity and Prediabetes-studiet undersøgte effektiviteten af liraglutid i forbindelse med vægttab hos mennesker med fedme og prædiabetes. Resultaterne af dette studie var meget informative med hensyn til de potentielle fordele ved liraglutid for denne specifikke patientgruppe.

I undersøgelsen fik deltagerne enten liraglutid eller placebo. Dataene viste, at et betydeligt antal personer, der fik liraglutid, oplevede et betydeligt vægttab. Nærmere bestemt tabte 63 % af de deltagere, der blev behandlet med liraglutid, mindst 5 % af deres kropsvægt. Til sammenligning opnåede kun 27% af deltagerne i placebogruppen dette vægttab.

Denne markante forskel i resultaterne understreger effekten af liraglutid som hjælp til vægttab hos personer med fedme og prædiabetes. Det skal bemærkes, at et vægttab på mindst 5 % hos personer med fedme og prædiabetes ikke kun kan give æstetiske eller fysiske fordele, men også kan reducere risikoen for at udvikle type 2-diabetes og andre metaboliske sygdomme.

SCALE-undersøgelsen giver således vigtige resultater, der kan bruges i medicinsk praksis til at forbedre behandlingsstrategier for patienter med prædiabetes og fedme. Sådanne resultater er vigtige for udviklingen af målrettede interventioner, der ikke kun reducerer vægten, men også forbedrer det generelle helbred og velbefindende.

SKALA Diabetes

SCALE Diabetes-undersøgelsen fokuserede på effekten af liraglutid på mennesker med type 2-diabetes, især med hensyn til vægtreduktion og forbedret glykæmisk kontrol. Liraglutid er en GLP-1-receptoragonist, der oprindeligt blev udviklet til behandling af type 2-diabetes, og som i dette studie også blev undersøgt for sin evne til at reducere vægten.

Resultaterne af SCALE Diabetes-undersøgelsen viste, at behandling med liraglutid ikke kun førte til et målbart vægttab, men også forbedrede blodsukkerkontrollen hos deltagerne. Det er særligt relevant, da både fedme og dårlig blodsukkerkontrol er blandt de vigtigste faktorer, der øger risikoen for diabeteskomplikationer som hjerte-kar-sygdomme, nyreskader og retinopati.

Den forbedrede glykæmiske kontrol, som liraglutid giver, skyldes sandsynligvis flere mekanismer, herunder stimulering af insulinudskillelse som reaktion på forhøjede blodsukkerniveauer og forsinkelse af mavetømningen, hvilket resulterer i en langsommere og mere stabil tilstrømning af glukose til blodet. Disse effekter er med til at reducere blodsukkerstigninger efter måltidet, hvilket er et kritisk aspekt i behandlingen af type 2-diabetes.

Vægttab hos personer med type 2-diabetes med liraglutid kan give yderligere fordele, da vægttab ofte fører til forbedret insulinfølsomhed. Det betyder, at kroppens celler reagerer bedre på insulin og kan optage glukose fra blodbanen mere effektivt, hvilket yderligere hjælper med at sænke blodsukkerniveauet.

Sammenfattende giver SCALE Diabetes-studiet værdifuld indsigt i, hvordan liraglutid ikke kun kan bidrage til glykæmisk kontrol, men også til vægtkontrol hos personer med type 2-diabetes som en del af en omfattende behandlingsplan.

LIGHT-undersøgelse af naltrexon-bupropion (Contrave)

LIGHT-studiet var en vigtig klinisk undersøgelse, der havde til formål at evaluere effekten af lægemidlet naltrexon-bupropion på kardiovaskulær risiko hos overvægtige og fede patienter. Naltrexon-bupropion er en kombinationsbehandling, der ofte ordineres til vægttab, da det kan reducere trangen til mad og øge mæthedsfornemmelsen. Det var afgørende at undersøge dette lægemiddels kardiovaskulære risikoprofil, da overvægt og fedme i sig selv er risikofaktorer for hjerte-kar-sygdomme.

Selvom LIGHT-forsøget blev afsluttet før tid, gav det stadig vigtig indsigt i sikkerheden ved naltrexon-bupropion. Sådanne for tidlige afslutninger er ikke ualmindelige i den kliniske forskningsverden og giver stadig vigtige læringsmuligheder.

De sikkerhedsdata, der indsamles i løbet af undersøgelsen, er af stor betydning, da de vil hjælpe læger og patienter med at træffe informerede beslutninger om brugen af naltrexon-bupropion til vægttab, især hos patienter med eksisterende kardiovaskulære tilstande eller med høj risiko for sådanne tilstande. Disse data kan kaste lys over, om lægemidlet potentielt øger risikoen for hjerteanfald, slagtilfælde eller andre alvorlige kardiovaskulære hændelser.

Konklusionen er, at resultaterne af LIGHT-undersøgelsen har givet værdifuld information om sikkerhedsprofilen for naltrexon-bupropion på trods af den tidlige seponering. Disse oplysninger er afgørende for den videre udvikling af behandlingsretningslinjer og kan bidrage til at gøre håndteringen af patienter, der søger medicinsk støtte til vægttab, mere sikker.

Contrave

Contrave blev også evalueret i kliniske studier, som viste, at det effektivt kan reducere kropsvægten.

Contrave blev udviklet specielt til vægttab og har vist positive resultater i kliniske forsøg. Den aktive ingrediens bupropion er kendt for sine antidepressive egenskaber og evne til at undertrykke tobakstrang, mens naltrexon hovedsageligt bruges til behandling af opioid- og alkoholafhængighed. Kombinationen af disse to aktive ingredienser har til formål at påvirke både de fysiologiske og psykologiske aspekter af fødeindtagelse.

I en af de kliniske undersøgelser af Contrave tabte de deltagere, der tog lægemidlet i et år, i gennemsnit omkring 5 % af deres kropsvægt. Dette skal sammenlignes med et vægttab på kun ca. 1 % hos deltagere, der fik placebo. Denne markante forskel understreger, at Contrave er effektivt til at understøtte vægttab.

En vigtig fordel ved Contrave er dets evne til at reducere trangen til mad og forbedre kontrollen over spiseadfærden. Det er især værdifuldt for mennesker, der har en stærk psykologisk tilknytning til mad, f.eks. dem, der spiser af følelsesmæssige årsager eller har svært ved at regulere deres mæthedsfornemmelse på passende vis. Contraves virkemåde kan hjælpe med at bryde cyklusserne med trang til mad og overspisning, hvilket fremmer et bæredygtigt vægttab.

Derudover kan de psykologiske virkninger af bupropion, såsom forbedret humør og reduceret depression, hjælpe patienterne med at føle sig mere motiverede og mindre stressede under vægttabsprocessen. Det kan være en afgørende faktor for succes på lang sigt med at tabe sig og opretholde en sund livsstil.

Contrave tilbyder således en effektiv løsning til vægtkontrol ved at virke på både fysiologiske og psykologiske faktorer, der påvirker spiseadfærden. Denne dobbelte virkemåde gør det til et værdifuldt værktøj for personer, der har svært ved at kontrollere deres vægt gennem kost og motion alene.

Disse undersøgelser er blot et lille udsnit af en stor mængde forskning, der er dedikeret til at evaluere sikkerheden, effektiviteten og de langsigtede virkninger af disse lægemidler. De er med til at definere og forfine de terapeutiske anvendelser af vægttabsinjektioner for at sikre, at de er både effektive og sikre for de patienter, der har brug for dem.

De viser ikke kun, at disse lægemidler er effektive til vægttab, men også at de har potentiale til at give yderligere sundhedsmæssige fordele ved at reducere risikofaktorer for kroniske sygdomme som type 2-diabetes og hjerte-kar-sygdomme. Disse resultater har bidraget væsentligt til anerkendelsen af vægttabsinjektioner som sikre og effektive behandlingsmuligheder for fedme og overvægt.

Langtidseffekter og bæredygtighed af vægtreduktion

Brugen af vægttabsinjektioner har etableret sig som en effektiv metode i de senere år, især for folk, der har svært ved at tabe sig ved hjælp af kost og motion alene.

De langsigtede virkninger af vægttabsinjektioner baseret på virkningen af GLP-1-receptoragonister er et andet vigtigt aspekt af deres popularitet og effektivitet. Den kontinuerlige støtte, som disse lægemidler giver, kan hjælpe med at ændre spiseadfærd på lang sigt. Patienterne lærer ofte at spise mindre portioner og føler sig hurtigere mætte, hvilket er med til at forbedre og stabilisere vægtreguleringen. Denne mekanisme hjælper også med at undgå den yoyo-effekt, der ofte opstår efter afslutningen af traditionelle slankekure, da den oprindelige spiseadfærd ofte hurtigt genoptages.

Den vedvarende effektivitet af disse behandlinger understøttes yderligere af undersøgelser, der viser, at patienter, der bruger denne behandling på lang sigt, kan opleve et vedvarende vægttab eller en vellykket vægtstabilisering. Det er dog vigtigt, at brugen af sådanne injektioner ses som en del af en holistisk tilgang, der også omfatter livsstilsændringer og psykologisk støtte, hvor det er relevant.

Det er derfor ikke kun den direkte effekt på spiseadfærd og stofskifte, der fremmer bæredygtigheden af disse behandlinger, men også vejledningen og motivationen til en sundere livsstil, der kan opretholdes på lang sigt.

Varigheden af brugen af vægttabsinjektioner kan variere meget og er i høj grad påvirket af patientens individuelle respons på behandlingen og forekomsten af bivirkninger. Lægemidler som GLP-1-receptoragonister er generelt designet til langtidsbehandling, og mange kliniske studier understøtter brugen af dem i flere år, så længe patienterne har gavn af dem, og behandlingen tolereres godt.

Spørgsmålet om varigheden af brugen er heller ikke altid let at besvare, fordi fedme ses som en kronisk sygdom, der kræver en kontinuerlig og langsigtet behandlingsstrategi. Nuværende medicinske retningslinjer anbefaler ofte, at sådanne lægemiddelbehandlinger skal bruges som en del af en omfattende behandlingsplan, der fortsættes, selv efter at målvægten er nået, for at opretholde de opnåede resultater og forhindre, at man tager på igen.

Integrationen af livsstilsændringer er et vigtigt aspekt af disse behandlinger. Medicinsk støtte kan hjælpe med at lette de nødvendige justeringer i kost- og motionsadfærd ved at reducere sult og fremme mæthed. På lang sigt er målet dog, at patienterne internaliserer disse adfærdsændringer og fastholder dem selv uden medicinsk støtte.

Når brugen af vægttabsinjektioner ophører, er det vigtigt, at den tillærte adfærd med sund kost og regelmæssig fysisk aktivitet opretholdes. Uden denne fortsatte indsats er der en reel risiko for at falde tilbage i gamle mønstre og dermed tage på igen. Derfor bør beslutningen om at stoppe behandlingen altid træffes omhyggeligt og ideelt set i samråd med en sundhedsperson for at sikre en planlagt overgang og løbende støtte.

Langvarig brug af slankeinjektioner er derfor generelt fornuftig, men kræver naturligvis løbende medicinsk overvågning. Det er nødvendigt for at holde øje med eventuelle bivirkninger eller langtidskomplikationer. De mest almindelige bivirkninger er kvalme, opkastning, diarré og mulig irritation på injektionsstedet. Mere alvorlige, men sjældne risici kan omfatte pancreatitis, galdeblæresygdom og endda sjældne former for kræft i skjoldbruskkirtlen.

For at opnå et effektivt og bæredygtigt vægttab bør disse indsprøjtninger i sidste ende bruges som en vigtig del af en omfattende behandlingsplan. Denne plan bør også omfatte kostændringer, regelmæssig fysisk aktivitet og psykologisk støtte. Kombinationen af disse tiltag vil ikke kun reducere vægten, men også minimere risikoen for vægtøgning i fremtiden.

Risici og bivirkninger

Vægttabsinjektioner er en stadig mere populær og ofte meget nyttig metode til at understøtte vægttab. Men brugen af disse lægemidler har også potentielle bivirkninger og risici, som kan være relevante på både kort og lang sigt.

Almindelige bivirkninger

Vægttabsinjektioner, især dem, der er baseret på GLP-1-receptoragonister, fører ofte til gastrointestinale klager.

Det kan tage et stykke tid for kroppen at vænne sig til medicinen, og i den periode kan der opstå symptomer som kvalme, opkastning, diarré og forstoppelse. Disse virkninger aftager ofte efter en tilvænningsperiode, da kroppen udvikler en vis tolerance over for lægemidlet.

Dette er et vigtigt aspekt for patienterne at huske på, da god symptomkontrol og livsstilsjusteringer kan hjælpe med at håndtere den indledende fase af behandlingen bedre.

Ud over fordøjelsesproblemerne kan hovedpine, svimmelhed og øget hjertefrekvens forekomme som bivirkninger. Disse symptomer er også en del af kroppens tilpasningsreaktion på medicinen. Hovedpine og svimmelhed kan skyldes ændringer i blodcirkulationen og hydreringen som følge af medicinen. Den øgede hjertefrekvens kan skyldes medicinens stimulerende effekt på det kardiovaskulære system.

Det er meget vigtigt, at patienter, der oplever disse bivirkninger, får tæt lægehjælp. Regelmæssig overvågning af sundhedspersonalet hjælper med at holde øje med bivirkningerne og reagere i god tid, hvis det er nødvendigt at justere behandlingen. Det kan omfatte justering af dosis eller ændring af medicinen, især hvis bivirkningerne varer ved eller er særligt generende.

Et tæt samarbejde med den behandlende læge er derfor afgørende for at sikre en sikker og effektiv behandling. Hvis det er nødvendigt, kan lægen foretage terapeutiske justeringer for at forbedre medicinens tolerance og øge patientens livskvalitet under behandlingen.

Sjældne bivirkninger

De sjældne bivirkninger ved lægemidler, der indeholder GLP-1-receptoragonister, kan være alvorlige og forårsage langvarige helbredsproblemer.

Pancreatitis

Forbindelsen mellem brugen af GLP-1-receptoragonister og forekomsten af pancreatitis er et kritisk punkt i overvejelserne om disse slankemidler.

Pankreatitis, en betændelse i bugspytkirtlen, er en potentielt livstruende tilstand, der kan være akut eller kronisk. Symptomerne på akut pancreatitis er stærke mavesmerter, kvalme, opkast, feber og hurtig puls. Kronisk pancreatitis kan føre til vedvarende mavesmerter, fordøjelsesbesvær og endda diabetes, da bugspytkirtlen bliver beskadiget over tid.

De nøjagtige mekanismer, hvormed GLP-1-receptoragonister kan forårsage pancreatitis, er endnu ikke fuldt ud forstået. Nogle teorier går på, at disse stoffer kan påvirke udskillelsen af fordøjelsesenzymer, hvilket fører til for tidlig aktivering af disse enzymer og angreb på bugspytkirtlen. Det kan også spille en rolle, at lægemidlerne forringer blodtilførslen til bugspytkirtlen, hvilket kan føre til betændelse.

For patienter med tidligere sygdom i bugspytkirtlen eller dem, der har risikofaktorer for pancreatitis (såsom visse kostvaner eller alkoholforbrug), bør brugen af GLP-1-receptoragonister overvejes med særlig forsigtighed. Disse patienter skal overvåges nøje, og der skal tages øjeblikkelig medicinsk handling ved det første tegn på symptomer, der tyder på mulig pancreatitis.

Beslutningen om at bruge disse lægemidler bør altid baseres på en individuel vurdering af risici og fordele, hvor der tages hensyn til patientens sygehistorie, mulige alternativer til vægttab og sværhedsgraden af fedmen. Omhyggelig overvågning under behandlingen er afgørende for at sikre patientens velbefindende og for at genkende og behandle alvorlige komplikationer som f.eks. pancreatitis på et tidligt tidspunkt.

Sygdomme i galdeblæren

Galdeblæresygdom er en anden mulig bivirkning ved brug af vægttabsinjektioner, især i forbindelse med hurtige vægttabsprocesser. Galdesten og kolecystitis (en betændelse i galdeblæren) er to almindelige tilstande, der kan opstå i denne sammenhæng.

Galdesten dannes, når faste partikler ophobes og hærder i galden. Disse sten kan variere i størrelse og sammensætning, og kolesterolsten er de mest almindelige. Galdeblæren bruges til at opbevare galde, som produceres af leveren og er nødvendig for at fordøje fedt. Hvis man taber sig meget, kan galdens sammensætning ændre sig, hvilket fremmer dannelsen af galdesten. Hvis vægttabet er meget hurtigt, kan det øge risikoen, fordi galdeblæren tømmes mindre hyppigt, og galden bliver i galdeblæren i længere tid, hvilket øger sandsynligheden for stendannelse.

Kolecystitis opstår, når galdesten blokerer udstrømningen af galde, hvilket fører til betændelse. Denne blokering kan give stærke smerter i øverste højre del af maven, feber og opkastninger. Ubehandlet kolecystitis kan føre til mere alvorlige komplikationer, herunder sprængning af galdeblæren.

Behandling af galdeblæresygdom indebærer ofte behandling med smertestillende medicin og i nogle tilfælde fjernelse af galdeblæren gennem et kirurgisk indgreb, der kaldes kolecystektomi. Forebyggelse af galdesten og kolecystitis hos patienter i vægttabsbehandling med GLP-1-receptoragonister kan kræve en mindre aggressiv vægttabsstrategi for at undgå pludselige ændringer i galdeblæren.

For patienter, der bruger vægttabsinjektioner, og som har risiko for galdeblæresygdom, kan det være tilrådeligt at moderere vægttabsprocessen og vælge en kost, der inkluderer regelmæssige måltider for at tømme galdeblæren regelmæssigt. Tæt medicinsk overvågning er også vigtig for at kunne reagere tidligt på tegn på galdeblæresygdom.

Problemer med nyrerne

Nyreproblemer er et andet problem ved brug af GLP-1-receptoragonister, især for mennesker, der allerede lider af nedsat nyrefunktion. Disse lægemidler kan påvirke nyrefunktionen og forværre eksisterende nyreproblemer.

Nyrerne spiller en central rolle i filtreringen og udskillelsen af affaldsstoffer fra blodet og i reguleringen af væske- og elektrolytbalancen. Forringelse af nyrefunktionen kan føre til ophobning af giftstoffer i kroppen, hvilket kan forårsage en række helbredsproblemer.

De mulige mekanismer, hvormed GLP-1-receptoragonister kan forårsage eller forværre nyreproblemer, omfatter

- Dehydrering: Bivirkninger som kvalme og opkastninger kan føre til væsketab, som belaster nyrerne.
- Ændret blodcirkulation: Medicinen kan påvirke blodcirkulationen i nyrerne, hvilket kan forringe nyrefunktionen.
- Direkte toksicitet: Der er tegn på, at nogle GLP-1-receptoragonister kan have direkte toksiske virkninger på nyreceller.

For patienter, der allerede lider af nedsat nyrefunktion, er det vigtigt at overvåge nyrefunktionen nøje, mens de behandles med GLP-1-receptoragonister. Dette omfatter regelmæssige blodprøver for at kontrollere nyrefunktionen, især kreatinin- og urinstofniveauer i blodet, og urinprøver for at vurdere proteinudskillelsen og andre nyrefunktioner.

En forringelse af nyrefunktionen under behandlingen kan kræve, at dosis af medicinen justeres, eller at behandlingen helt afbrydes. Derudover skal der træffes foranstaltninger for at sikre tilstrækkelig hydrering og minimere risikofaktorer, der kan føre til nyrebelastning.

I tilfælde, hvor der opdages en forringelse af nyrefunktionen, skal der foretages en fuldstændig vurdering af en nefrolog eller en anden relevant specialist for at diskutere passende behandlingsmuligheder og minimere risikoen for yderligere skader. Dette understreger vigtigheden af holistisk pleje og omhyggelig overvågning af patienter, der bruger disse potentielt livsændrende lægemidler.

Karcinom i skjoldbruskkirtlen

Den øgede risiko for kræft i skjoldbruskkirtlen, især medullært skjoldbruskkirtelkarcinom, ved brug af GLP-1-receptoragonister er en anden bivirkning, der er lige så alvorlig, som den er sjælden, og som kræver særlig opmærksomhed. Disse bekymringer stammer fra prækliniske studier, hvor man observerede en øget forekomst af skjoldbruskkirteltumorer hos gnavere, der blev behandlet med GLP-1-receptoragonister. Selvom sådanne fund ikke altid kan overføres direkte til mennesker, har det ført til øget årvågenhed og forsigtighed, når disse lægemidler ordineres.

Medullært skjoldbruskkirtelkarcinom er en sjælden form for kræft i skjoldbruskkirtlen, som opstår fra de parafollikulære celler (C-celler) i skjoldbruskkirtlen. Denne type kræft kan være aggressiv og vanskelig at behandle, når den først har spredt sig. Forbindelsen mellem GLP-1-receptoragonister og risikoen for medullær skjoldbruskkirtelkræft ses som en potentiel direkte stimulering af cellevækst fra lægemidlet.

For patienter med en familiehistorie af medullært thyreoideakarcinom eller som lider af multipel endokrin neoplasi type 2 (MEN 2), anbefales brugen af GLP-1-receptoragonister generelt ikke. MEN 2 er en genetisk lidelse, der er forbundet med en høj risiko for medullært thyreoideakarcinom og andre endokrine lidelser.

Patienter i behandling med GLP-1-receptoragonister skal gøres opmærksomme på mulige symptomer på problemer med skjoldbruskkirtlen, f.eks. hævelser eller klumper i halsen, hæshed, synkebesvær eller vejrtrækningsproblemer. Regelmæssige undersøgelser af skjoldbruskkirtlen kan være en del af overvågningsplanen, især for patienter med øget risiko.

Man kan derfor sige, at den potentielle risiko for skjoldbruskkirtelkræft er en alvorlig overvejelse ved brug af GLP-1-receptoragonister og kræver, at den behandlende læge nøje overvejer forholdet mellem risici og fordele, især i højrisikogrupper.

Diabetisk retinopati

Diabetisk retinopati er en anden alvorlig komplikation ved diabetes, som skyldes skader på nethindens blodkar og kan føre til synstab. Mens GLP-1-receptoragonister primært bruges til behandling af type 2-diabetes og vægttab og har mange positive effekter på blodsukkerniveauet og den overordnede metaboliske profil, er der rapporter, der tyder på en sammenhæng mellem brugen af disse lægemidler og udviklingen eller forværringen af diabetisk retinopati.

De præcise mekanismer, hvormed GLP-1-receptoragonister kan bidrage til retinopati, er ikke fuldt ud forstået. En teori går ud på, at hurtige ændringer i blodsukkerniveauet, som kan forårsages af GLP-1-receptoragonisternes stærkt blodsukkersænkende effekt, kan føre til destabilisering af nethindens blodkar. En anden mulighed kunne være, at lægemidlerne har indirekte effekter på det vaskulære system, hvilket fører til en forringelse af nethindens sundhed.

På grund af disse potentielle risici er det vigtigt, at patienter, der bruger GLP-1-receptoragonister, og som allerede har type 2-diabetes, regelmæssigt undersøges af en øjenlæge. Dette omfatter normalt årlige fundusundersøgelser. Det indebærer, at man undersøger bagsiden af øjet for tegn på skader på blodkarrene. Der kan også foretages en optisk kohærens-tomografi (OCT), en billeddannende undersøgelse, der giver detaljerede billeder af øjets strukturer og kan genkende tidlige tegn på skader.

For patienter med eksisterende øjensygdom eller dem, der har risikofaktorer for at udvikle diabetisk retinopati, kan disse undersøgelser være nødvendige oftere. Det anbefales også, at alle patienter, der bruger GLP-1-receptoragonister, informeres om symptomerne på diabetisk retinopati, såsom sløret syn, problemer med at se farver, mørkere eller tomme områder i synsfeltet og pludselig forekomst af pletter eller "flydende" prikker, der kan indikere blødning i øjet.

Regelmæssig overvågning og tidlig opdagelse kan minimere risikoen for alvorlig synsnedsættelse og iværksætte passende behandling, hvis det er nødvendigt.

På grund af disse sjældne, men potentielt alvorlige bivirkninger er det vigtigt, at både læger og patienter er velinformerede og udfører regelmæssige sundhedstjek for at sikre, at behandlingen forbliver sikker. Hvis der er tegn på disse alvorlige bivirkninger, skal der straks søges lægehjælp, og behandlingen skal justeres i overensstemmelse hermed.

Langsigtede sundhedsrisici ved vægttabsinjektioner

Langvarig brug af vægttabsinjektioner, især dem, der indeholder GLP-1-receptoragonister, kan udgøre potentielle sundhedsrisici, som bør overvejes, når der træffes beslutninger om behandling. Disse lægemidler virker ved at stimulere GLP-1-receptoren, hvilket resulterer i forbedret insulinudskillelse, reduceret glukagonfrigivelse og forsinket mavetømning. Disse mekanismer understøtter ikke kun vægttab, men har også effekter på forskellige organsystemer, som giver anledning til bekymring ved langtidsbrug.

Risici for visse organsystemer

- Nyrefunktion: Som allerede nævnt kan GLP-1-receptoragonister udøve yderligere stress på nyrerne hos personer med eksisterende nedsat nyrefunktion. De mulige mekanismer for dette omfatter dehydrering gennem kvalme eller opkastning og direkte effekter på nyrefunktionen. Langvarig brug kan øge risikoen for nyreskader, hvilket kræver regelmæssig overvågning af nyrefunktionen.

- Pancreatitis: Risikoen for kronisk eller tilbagevendende pancreatitis er også en alvorlig overvejelse, især for patienter, der tidligere har haft denne tilstand. Stimulering af GLP-1-receptoren kan potentielt føre til en ændring i udskillelsen af fordøjelsesenzymer, hvilket kan øge risikoen for betændelse.

Langsigtede hormonelle og cellulære effekter

- Hormonbalance: Kronisk brug af GLP-1-receptoragonister påvirker hormonbalancen, især de hormoner, der er forbundet med glukosemetabolismen. Dette kan have langsigtede virkninger på stofskiftet, hvis fulde konsekvenser endnu ikke er kendt.

- Regulering af cellevækst: Nogle undersøgelser tyder på, at langvarig stimulering af GLP-1-receptoren kan påvirke væksten af visse celletyper og potentielt øge risikoen for visse kræftformer, f.eks. medullært skjoldbruskkirtelkarcinom. Disse bekymringer er primært baseret på dyreforsøg og kræver yderligere forskning for at forstå deres relevans for mennesker.

Anbefalinger til langtidsbrug

På grund af disse potentielle risici anbefales det generelt, at brugen af GLP-1-receptoragonister overvåges nøje, især hos patienter med allerede eksisterende tilstande eller risikofaktorer for ovennævnte tilstande. Regelmæssige lægeundersøgelser, herunder blodprøver og funktionelle tests af de berørte organsystemer, er afgørende for at genkende potentielle bivirkninger tidligt og justere behandlingen i overensstemmelse hermed.

Et holistisk syn på patientens helbred og regelmæssig overvejelse af forholdet mellem risiko og fordele ved behandlingen er afgørende for at sikre, at fordelene ved vægttab opvejer de potentielle risici på lang sigt. I nogle tilfælde kan det betyde, at man skal overveje alternative behandlingsformer eller justere doseringen for at minimere risikoen for langsigtede helbredsskader.

Risici for visse organsystemer

Brugen af GLP-1-receptoragonister kan lægge yderligere pres på nyrerne hos personer med eksisterende **nedsat** nyrefunktion, da disse lægemidler kan have både direkte og indirekte virkninger på nyrefunktionen.

Indirekte virkninger omfatter dehydrering forårsaget af bivirkninger som kvalme og opkastning. Disse symptomer er særligt almindelige i begyndelsen af behandlingen og kan belaste nyrerne, da de har mindre væske til rådighed til de nødvendige filtreringsprocesser. Lægemidlernes direkte effekt på nyrefunktionen er endnu ikke fuldt forstået, men man mener, at de kan påvirke den måde, hvorpå blodet strømmer gennem nyrerne og filtreres.

Ved langvarig brug af disse lægemidler er der bekymring for, at de kumulative virkninger kan føre til en gradvis forringelse af nyrefunktionen, især hos patienter, der allerede lider af nedsat nyrefunktion. Det kan øge risikoen for alvorlige tilstande som kronisk nyresygdom eller endda nyresvigt. Derfor er det vigtigt at overvåge nyrefunktionen regelmæssigt. Det omfatter blodprøver til bestemmelse af serumkreatinin og glomerulær filtreringshastighed, som er vigtige indikatorer for nyrernes ydeevne. Der kan også foretages yderligere urinanalyser for at opdage tidlige tegn på nyreskade, f.eks. forekomst af protein i urinen.

Hvis der er tegn på forringelse af nyrefunktionen, kan det være nødvendigt at justere doseringen af medicinen eller endda overveje en alternativ behandling. Sådanne beslutninger bør træffes i tæt samarbejde med en læge for at sikre, at behandlingen er sikker og effektiv, og for at beskytte patientens helbred og livskvalitet.

Bekymringer om risikoen for kronisk eller tilbagevendende **pancreatitis ved** brug af GLP-1-receptoragonister er også særligt relevante for patienter, der tidligere har haft denne tilstand. Disse lægemidler, som ofte bruges til at behandle type 2-diabetes og hjælpe med vægttab, virker ved at stimulere GLP-1-receptoren, som forårsager forskellige fysiologiske reaktioner i kroppen, herunder påvirkning af udskillelsen af fordøjelsesenzymer.

Stimulering af GLP-1-receptoren kan medføre øget udskillelse af fordøjelsesenzymer fra bugspytkirtlen, før maden når ned i tarmen, hvilket kan føre til for tidlig aktivering af disse enzymer. Normalt bliver disse enzymer først aktive i tarmen, hvor de kan arbejde sikkert med at fordøje maden. Men hvis de aktiveres for tidligt, kan de i stedet angribe bugspytkirtelvævet, hvilket fører til inflammation. Denne mekanisme kan øge risikoen for at udvikle eller forværre pancreatitis hos patienter, der bruger GLP-1-receptoragonister.

Behandling og håndtering af patienter, der er modtagelige for pancreatitis og bruger GLP-1-receptoragonister, kræver derfor særlig omhyggelig overvågning. Symptomer på pancreatitis omfatter svære mavesmerter, der kan stråle ud i ryggen, kvalme, opkastning, feber og hurtig hjerterytme. Hvis disse symptomer opstår, skal patienterne straks søge lægehjælp.

Desuden bør sundhedspersonalet nøje overveje risici og fordele ved at fortsætte behandlingen med GLP-1-receptoragonister. I nogle tilfælde kan det være nødvendigt at justere behandlingen eller vælge alternative terapeutiske tilgange for at minimere risikoen for pancreatitis. Disse beslutninger bør træffes på et individuelt grundlag under hensyntagen til patientens fulde sygehistorie og personlige forhold for at sikre en sikker og effektiv behandling.

Langsigtede hormonelle og cellulære effekter

Den langvarige brug af GLP-1-receptoragonister og deres indvirkning på hormonbalancen er en vigtig overvejelse i forbindelse med behandling, især ved kroniske tilstande som type 2-diabetes og fedme.

Disse stoffer regulerer ikke kun blodsukkerniveauet ved at påvirke insulinudskillelsen og forsinke mavetømningen, men har også en effekt på forskellige hormoner, der er involveret i reguleringen af glukosemetabolismen.

GLP-1-receptoragonister stimulerer udskillelsen af insulin, et vigtigt hormon, der hjælper med at regulere blodsukkerniveauet efter et måltid ved at fremme cellernes optagelse af glukose. Samtidig undertrykker disse lægemidler frigivelsen af glukagon, et hormon, der produceres af bugspytkirtlen for at øge blodsukkeret ved at fremme frigivelsen af lagret sukker fra leveren. Ved at sænke udskillelsen af glukagon hjælper GLP-1-receptoragonister med at reducere leverens glukoseproduktion, hvilket yderligere sænker blodsukkerniveauet.

Disse ændringer i insulin- og glukagonbalancen kan føre til effektiv kontrol af blodsukkerniveauet, men de langsigtede virkninger af disse hormonelle ændringer er endnu ikke fuldt ud forstået. Der er en mulighed for, at kronisk forstyrrelse af disse hormoner kan påvirke andre metaboliske veje, såsom lipidmetabolisme eller energihomeostase, hvilket potentielt kan føre til uønskede virkninger.

Disse stoffer kan også have indflydelse på kropsvægten ved at øge mæthedsfornemmelsen og dermed bidrage til vægttab. Denne effekt er stort set positiv, men vedvarende manipulation af mæthedshormoner og energimetabolisme kan forstyrre den naturlige balance mellem sult og mæthed på lang sigt.

På grund af disse potentielle virkninger er det vigtigt, at læger og patienter nøje overvåger de hormonelle virkninger af GLP-1-receptoragonister og foretager regelmæssige vurderinger for at genkende og håndtere potentielle negative metaboliske virkninger på et tidligt tidspunkt. Beslutningen om at fortsætte denne behandling bør altid tage hensyn til den enkelte patients respons og omfatte en løbende vurdering af forholdet mellem risici og fordele for at sikre patientens optimale sundhed og velvære på lang sigt.

Den langvarige stimulering af GLP-1-receptoren med visse diabetes- og vægtkontrolpræparater kan ifølge nogle undersøgelser også påvirke cellevæksten og potentielt øge risikoen for visse typer kræft, herunder medullært skjoldbruskkirtelkarcinom. Disse resultater er hovedsageligt baseret på dyreforsøg, hvilket gør det vanskeligt at fortolke og overføre resultaterne til mennesker.

Dyreforsøg har også vist, at aktivering af GLP-1-receptoren ikke kun påvirker metaboliske processer, men også fremmer vækst og differentiering af visse celletyper. Nogle studier har vist en øget forekomst af C-celle-hyperplasi og -tumorer hos gnavere, især i skjoldbruskkirtlen. C-celler er ansvarlige for produktionen af calcitonin, og deres hyperaktivitet kan føre til medullært skjoldbruskkirtelkarcinom, en sjælden, men ofte aggressiv form for kræft.

Relevansen af disse resultater for mennesker er stadig kontroversiel. Mens disse dyrebaserede data indikerer en potentiel øget risiko, er sammenlignelige effekter i klinisk brug hos mennesker ikke blevet klart påvist. Ikke desto mindre fører sådanne resultater til øget forsigtighed og tættere overvågning af patienter, der behandles med GLP-1-receptoragonister, især dem med en familiehistorie med medullært skjoldbruskkirtelkarcinom eller genetiske sygdomme som multipel endokrin neoplasi type 2, som allerede har en øget risiko for sådanne kræftformer.

I betragtning af disse potentielle risici anbefales det, at patienter, der bruger GLP-1-receptoragonister, får foretaget regelmæssige undersøgelser af skjoldbruskkirtlen for at opdage tidlige tegn på C-cellehyperplasi eller andre unormale ændringer. Samtidig er der brug for fortsat videnskabelig forskning for at forstå de mekanismer, hvormed disse lægemidler påvirker cellevæksten, og for at afgøre, hvor stor risikoen for mennesker faktisk er. Denne viden er afgørende for at sikre sikkerheden ved behandling med GLP-1-receptoragonister og for at træffe informerede terapeutiske beslutninger, der afbalancerer langsigtede fordele i forhold til potentielle risici.

Kontraindikationer

Brug af vægttabsinjektioner, især dem, der indeholder GLP-1-receptoragonister, er kontraindiceret i visse patientgrupper på grund af den øgede risiko for alvorlige bivirkninger eller komplikationer. Vigtige kontraindikationer omfatter:

- Medullært skjoldbruskkirtelkarcinom og multipel endokrin neoplasi type 2 (MEN 2): Personer med en personlig eller familiær historie med disse sygdomme bør undgå GLP-1-receptoragonister. Medullært skjoldbruskkirtelkarcinom er en sjælden form for kræft i skjoldbruskkirtlen, der opstår fra C-cellerne i skjoldbruskkirtlen. MEN 2 er en genetisk lidelse, der fører til forskellige former for endokrin neoplasi, herunder medullært thyroideakarcinom. Brugen af GLP-1-receptoragonister kan øge risikoen for at udvikle disse kræftformer på grund af den potentielle stimulerende effekt på C-cellernes vækst.

- Svær nyreinsufficiens: Patienter med svær nyreinsufficiens eller nyresygdom bør også være forsigtige eller undgå GLP-1-receptoragonister. Som tidligere nævnt kan disse lægemidler belaste nyrefunktionen yderligere, især hvis der allerede er nedsat nyrefunktion. Nedsat nyrefunktion kan forringe udskillelsen af lægemidlet og føre til ophobning, hvilket øger risikoen for bivirkninger.

- Pancreatitis: Patienter, der lider af pancreatitis eller tidligere har haft denne tilstand, bør afholde sig fra at bruge GLP-1-receptoragonister. Lægemidlerne kan øge risikoen for tilbagevendende pancreatitis eller forværring af tilstanden, da de kan påvirke udskillelsen af fordøjelsesenzymer, hvilket kan føre til betændelse.
- Gastrointestinale sygdomme: Patienter med alvorlige gastrointestinale lidelser bør bruge GLP-1-receptoragonister med forsigtighed. Da disse lægemidler ofte kan give bivirkninger som kvalme, opkastning, diarré og forstoppelse, kan de forværre eksisterende tilstande som irritabel tyktarm, colitis ulcerosa eller Crohns sygdom.
- Graviditet og amning: Der er utilstrækkelige data om sikkerheden ved GLP-1-receptoragonister under graviditet og amning. Som en forholdsregel bør disse lægemidler undgås i disse perioder, medmindre fordelene klart opvejer risikoen for det ufødte barn eller spædbarnet.
- Kardiovaskulær sygdom: Selvom GLP-1-receptoragonister kan have nogle gavnlige virkninger på det kardiovaskulære system, bør personer med alvorlig kardiovaskulær sygdom såsom fremskreden hjertesvigt eller ustabil angina kun overveje at bruge disse lægemidler under nøje lægeligt tilsyn.
- Alvorlig leversygdom: Personer med alvorlig leversygdom bør også udvise forsigtighed eller undgå brug af GLP-1-receptoragonister. Leveren

spiller en central rolle i metabolismen af mange lægemidler, og nedsat leverfunktion kan påvirke behandlingen af disse midler, hvilket fører til øgede koncentrationer i kroppen og potentielt toksiske virkninger.

- Alvorlige allergiske reaktioner: Patienter, der tidligere har haft alvorlige allergiske reaktioner over for GLP-1-receptoragonistkomponenter, bør ikke bruge denne medicin. Allergiske reaktioner kan variere fra hududslæt til anafylaksi, en potentielt livstruende reaktion.

- Alkoholmisbrug: Personer, der i øjeblikket misbruger alkohol eller har en historie med alkoholmisbrug, bør også være forsigtige, da alkohol kan stresse bugspytkirtlen og yderligere øge risikoen for pancreatitis. GLP-1-receptoragonister kan øge denne risiko yderligere.

For patienter, der lider af en af de ovennævnte tilstande, er det vigtigt at overveje alternative behandlinger og arbejde tæt sammen med sundhedspersonalet om at udvikle en sikker og effektiv behandlingsplan. Disse forholdsregler vil hjælpe med at minimere risikoen for alvorlige komplikationer og beskytte patienternes helbred.

Forebyggende foranstaltninger

Når man bruger GLP-1-receptoragonister, er det vigtigt at tage særlige forholdsregler, især for mennesker, der allerede lider af kroniske sygdomme. Disse lægemidler kan potentielt forværre eksisterende helbredsproblemer. Derfor er omfattende og regelmæssig overvågning af sundhedspersonale afgørende for at sikre behandlingens sikkerhed og effektivitet.

Regelmæssig overvågning bør omfatte følgende aspekter:

- Blodprøver: Disse er vigtige for at overvåge ændringer i blodsukkerniveau, nyrefunktion, leverfunktion og andre vigtige parametre, der kan påvirkes af medicinen. Blodprøver hjælper også med at vurdere behandlingens effektivitet og til at genkende tidlige tegn på komplikationer.

- Overvågning af nyrefunktionen: Da GLP-1-receptoragonister kan føre til yderligere skader hos patienter med nedsat nyrefunktion, er det særligt vigtigt at kontrollere nyrefunktionen regelmæssigt. Test som måling af serumkreatinin og beregning af den glomerulære filtreringshastighed (GFR) er standard.

- Dosisjusteringer: Afhængigt af de individuelle reaktioner på behandlingen og resultaterne af de regelmæssige kontroller kan det være nødvendigt at justere doseringen. Dette er især vigtigt for patienter, der viser tegn på bivirkninger, eller hvis nyre- eller leverfunktion forringes.

Desuden skal patienterne informeres om mulige bivirkninger og symptomer, der kan være tegn på alvorlige komplikationer. Disse omfatter gastrointestinale klager, ændringer i urinen, uforklarligt vægttab, gulfarvning af hud eller øjne og svære mavesmerter. Sådanne symptomer kræver øjeblikkelig medicinsk evaluering.

Et tæt samarbejde mellem patienter og sundhedspersonale er vigtigt for at sikre en sikker brug af GLP-1-receptoragonister. Patienterne bør opfordres til at møde op til alle lægebesøg og straks indberette eventuelle ændringer i deres helbredstilstand. Denne proaktive tilgang vil hjælpe med at minimere potentielle risici og maksimere de terapeutiske fordele ved denne behandling.

Blanding af forskellige medikamenter

Kombination eller blanding af forskellige vægttabsmedicin i form af injektioner skal håndteres med forsigtighed og anbefales ikke uden udtrykkelig vejledning og tilsyn fra en kvalificeret sundhedsudbyder. Forskellige midler, der bruges til vægttab, har specifikke mekanismer og virkemåder, og kombinationen af dem kan resultere i uforudsete interaktioner, bivirkninger eller sundhedsrisici.

- Farmakologiske interaktioner: Forskellige vægttabsmedicin, såsom GLP-1-receptoragonister (f.eks. liraglutid, semaglutid), har forskellige farmakologiske egenskaber. Kombinationen af disse lægemidler kan føre til en stigning eller et fald i effekten af et eller begge lægemidler eller endda til nye bivirkninger.

- Øgede bivirkninger: Nogle af de mest almindelige bivirkninger ved GLP-1-agonister omfatter kvalme, opkastning, diarré og mulig irritation på injektionsstedet. Kombinationen af flere af disse lægemidler kan øge risikoen for og sværhedsgraden af disse bivirkninger.
- Lovgivningsmæssige og kliniske retningslinjer: Til dato er der kun få kliniske data om sikkerheden og effekten af at kombinere forskellige injicerbare lægemidler til vægttab. Lægemidler godkendes generelt til brug baseret på kliniske forsøg, der viser deres sikkerhed og effekt som monoterapi eller i en specifik kombinationsbehandling.

Enhver form for kombinationsbehandling bør kun anvendes under opsyn af og med tilladelse fra en sundhedsudbyder. Det er vigtigt, at patienterne informerer deres læge om al den medicin, de tager, også den, der bruges til vægttab.

Hvilken slankeindsprøjtning til hvem?

Som det fremgår, findes der forskellige typer medicin på markedet, der adskiller sig i deres virkningsmåde og anvendelsesområder. Valget af en passende medicin afhænger af flere faktorer, herunder individuel sundhedshistorie, tilstedeværelsen af samtidige sygdomme, tolerabilitet og den behandlende læges anbefalinger.

Udvælgelse efter forberedelse

Her er nogle af de mest almindelige typer af vægttabsinjektioner og deres typiske anvendelse:

GLP-1-receptoragonister (Wegovy, Saxenda, Trulicity)

Klassen af GLP-1-receptoragonister (glukagonlignende peptid-1-agonister) er særlig effektiv til behandling af overvægt og fedme, især hos personer med type 2-diabetes eller prædiabetes. De mest kendte lægemidler i denne klasse omfatter liraglutid (Saxenda), semaglutid (Wegovy) og dulaglutid (Trulicity). Disse lægemidler anvender en innovativ tilgang til vægtkontrol og blodsukkerregulering ved at efterligne og modulere kroppens egne mekanismer.

GLP-1-receptoragonister efterligner virkningen af det naturlige hormon GLP-1, som produceres i tarmen og spiller en rolle i reguleringen af blodsukkerniveauet og appetitten. De vigtigste virkninger af disse lægemidler omfatter

Øget udskillelse af insulin

GLP-1-receptoragonister udnytter hormonet glukagonlignende peptid-1, som produceres i tarmen og spiller en central rolle i reguleringen af blodsukkerniveauet. Når der indtages mad, og blodsukkeret stiger, binder GLP-1 sig til receptorer på betacellerne i bugspytkirtlen. Denne binding får betacellerne til at frigive mere insulin, et hormon, der er nødvendigt for at transportere glukose fra blodet ind i cellerne. Det fører til et fald i blodsukkerniveauet. Samtidig hjælper GLP-1 med at undertrykke produktionen af glukagon, et hormon, der produceres af alfacellerne i bugspytkirtlen, og som øger blodsukkerniveauet ved at stimulere leveren til at frigive oplagret glukose. At reducere glukagon hjælper med at holde blodsukkerniveauet stabilt efter et måltid.

Denne dobbelte virkemåde af GLP-1 er særlig gavnlig i behandlingen af type 2-diabetes, da den hjælper med at regulere blodsukkerniveauet mere effektivt, samtidig med at den reducerer sandsynligheden for blodsukkertoppe og -dyk. Da GLP-1-receptoragonister øger insulinudskillelsen på en glukoseafhængig måde, øges insulinudskillelsen kun, når blodsukkeret er højt, men ikke når blodsukkeret er lavt, hvilket reducerer risikoen for hypoglykæmi. Ud over at forbedre den glykæmiske kontrol giver disse lægemidler også mulighed for vægttab ved at øge mæthedsfornemmelsen og forsinke mavetømningen, hvilket i sidste ende fører til et lavere kalorieindtag. Disse egenskaber gør GLP-1-receptoragonister til en effektiv behandlingsmulighed, der ikke kun forbedrer blodsukkerniveauet, men også bidrager til en generel sundhedsforbedring ved at hjælpe med vægtkontrol.

Reduktion i frigivelsen af glukagon

GLP-1-receptoragonister påvirker ikke kun insulinproduktionen, men også mængden af hormonet glukagon, som udskilles af bugspytkirtlen. Normalt hjælper glukagon med at øge blodsukkerniveauet ved at stimulere leveren til at frigive lagret glukose til blodbanen. Ved at reducere produktionen af glukagon kan disse lægemidler sænke blodsukkerniveauet mere effektivt. Denne reduktion er afgørende, fordi den hjælper med at afbøde måltidsinducerede blodsukkerstigninger og dermed forbedre blodsukkerstabiliteten i løbet af dagen.

Det er især vigtigt for behandlingen af type 2-diabetes, hvor konsekvent blodsukkerkontrol er afgørende for at undgå langsigtede helbredskomplikationer.

Forsinket tømning af mavesækken

GLP-1-receptoragonister påvirker den hastighed, hvormed maden forlader maven, ved at bremse mavetømningen. Denne effekt har fordele for vægtkontrol og behandling af type 2-diabetes. Når maden bliver længere i maven, fører det til en længerevarende mæthedsfornemmelse. Denne længerevarende mæthedsfornemmelse kan hjælpe folk med at spise mindre hyppigt eller spise mindre portioner, fordi trangen til at spise dæmpes af mæthedsfornemmelsen.

Den langsommere tømning af mavesækken spiller også en vigtig rolle i reguleringen af blodsukkeret. Når maden kommer langsommere ind i tyndtarmen, frigives glukose mere gradvist til blodet, hvilket resulterer i en mere jævn og mindre spids blodsukkerkurve efter måltiderne. Det er med til at reducere de typiske blodsukkerstigninger efter måltiderne, som er almindelige hos mennesker med diabetes, og som kan føre til sundhedsproblemer på længere sigt.

Derudover understøtter den langsommere mavetømning, som GLP-1-receptoragonister fremkalder, effektivt vægtkontrol. Ved at øge og forlænge mæthedsfornemmelsen hjælper disse lægemidler folk med at indtage færre kalorier, hvilket kan fremme vægttab. Denne mekanisme er særlig værdifuld, da overvægt og fedme er tæt forbundet med udvikling og forværring af type 2-diabetes. Disse lægemidlers evne til at påvirke både den glykæmiske kontrol og kropsvægten positivt gør dem til en vigtig mulighed i behandlingsstrategien for overvægtige patienter med type 2-diabetes.

Regulering af appetit

GLP-1-receptoragonister har en interessant virkning, der går ud over de direkte effekter på maven og bugspytkirtlen. Disse lægemidler påvirker også hjernen, hvilket fører til forbedret regulering af appetit og mæthed. Det gør de ved at virke på specifikke områder i hjernen, som er ansvarlige for at regulere sult og fødeindtag. Ved at aktivere disse områder i hjernen øges mæthedsfornemmelsen, og appetitten reduceres, hvilket får patienterne til at spise mindre.

Disse lægemidlers evne til at gribe direkte ind i centralnervesystemet og forstærke signaler om velvære og mæthed er afgørende for deres succes med at støtte vægttab. Denne proces fører til en reduktion i kalorieindtaget, fordi den langvarige følelse af mæthed gør det lettere at spise mindre måltider og reducere antallet af småspisninger. Denne reduktion i kalorieindtaget er en naturlig konsekvens af at føle sig mindre sulten.

Desuden hjælper GLP-1-receptoragonisternes effekt på hjernen patienterne med at ændre deres spisevaner og træffe sundere valg, hvilket kan føre til en mere bæredygtig vægtkontrol på lang sigt. Denne adfærdsændring er særlig værdifuld, da den hjælper med at bryde den ofte vanskelige cyklus med slankekure og vægtøgning, som plager mange mennesker med fedme.

Samlet set gør GLP-1-receptoragonister det muligt for patienter at kontrollere deres kalorieindtag og opnå et langsigtet vægttab gennem en kombination af fysiske og psykologiske effekter. Denne holistiske tilgang til behandling af fedme og type 2-diabetes gør dem til en værdifuld mulighed i moderne medicinsk behandling.

Klinisk anvendelse og fordele

For personer med type 2-diabetes eller prædiabetes har disse lægemidler en dobbelt funktion ved både at hjælpe med at reducere vægten og forbedre den glykæmiske kontrol. Vægtkontrol er en vigtig del af behandlingen af type 2-diabetes, da overvægt og fedme kan forværre insulinresistensen, hvilket yderligere forværrer sygdommen.

De mest almindelige bivirkninger ved GLP-1-receptoragonister er gastrointestinale gener som kvalme, opkastning, diarré og forstoppelse. Disse bivirkninger er normalt milde til moderate og bliver ofte bedre med tiden. Der er også sjældne, men mere alvorlige risici som pancreatitis, nyreproblemer og mulige tumorer i skjoldbruskkirtlen, som skal overvejes, før behandlingen påbegyndes.

Amylin-analoger (Symlin)

Amylinanaloger som pramlintid (Symlin) repræsenterer en særlig klasse af diabeteslægemidler, der bruges som supplement til insulinbehandling. Pramlintid er en syntetisk analog af det menneskelige hormon amylin, som naturligt produceres af betacellerne i bugspytkirtlen sammen med insulin. Hos personer med diabetes, især type 1-diabetes og type 2-diabetes, som bruger insulin, er produktionen eller effekten af amylin ofte utilstrækkelig.

Pramlintide virker ved at efterligne de naturlige funktioner af amylin, som har flere vigtige effekter på blodsukkerkontrol og fødeindtagelse. For det første bremser det tømningen af mavesækken efter et måltid, hvilket resulterer i en langsommere frigivelse af glukose i blodbanen og dermed reducerer blodsukkerstigningerne efter måltidet. Den langsommere mavetømning er også med til at forlænge mæthedsfornemmelsen, hvilket kan reducere den samlede mængde mad, der indtages. Derudover hæmmer pramlintid udskillelsen af glukagon, et hormon, der øger blodsukkerniveauet ved at stimulere leveren til at frigive glukose. Ved at reducere udskillelsen af glukagon hjælper pramlintid med til yderligere at stabilisere det postprandiale blodsukkerniveau.

Pramlintide er særligt velegnet til patienter med diabetes, som ikke kan kontrollere deres blodsukkerniveau optimalt på trods af insulinbehandling. Det er især interessant for type 1-diabetikere, der har brug for ekstra kontrol over blodsukkerstigninger, og for type 2-diabetikere, der bruger insulin og har svært ved at nå deres blodsukkermål. Derudover kan pramlintid være til gavn for patienter, der er overvægtige eller fede og også har diabetes, da det øger mæthedsfornemmelsen og dermed potentielt kan bidrage til vægttab.

Pramlintide er en værdifuld støtte for patienter i struktureret diabetesbehandling, som konstant kæmper med udsving i blodsukkeret. Det hjælper med at moderere glukoseoptagelsen efter måltider, hvilket gør det lettere at opnå og opretholde mere stabile blodsukkerniveauer.

Brugen af pramlintid kræver omhyggelig koordinering og overvågning af en læge, da det kan være nødvendigt at justere insulindosis for at undgå hypoglykæmi.

Samlet set forbedrer pramlintid patienternes livskvalitet gennem bedre glykæmisk kontrol og understøtter mål for vægtkontrol, hvilket gør det til et vigtigt supplement i behandlingen af diabetes, især for dem, der allerede bruger insulin.

Kombinationspræparater (Contrave)

Bupropion/naltrexon, kendt under handelsnavnet Contrave, er et vægttabsmiddel, der kombinerer to aktive ingredienser, som arbejder synergistisk for at påvirke appetit og sult. Dette lægemiddel er særligt interessant, fordi det på en unik måde griber ind i de neurokemiske processer i hjernen, der påvirker spiseadfærd samt humør og mulige afhængighedsmekanismer.

Bupropion er et aktivt stof, der oprindeligt blev brugt som antidepressivt middel og til rygestop. Det virker primært som en dopamin- og noradrenalin-genoptagelseshæmmer, hvilket betyder, at det øger tilgængeligheden af disse neurotransmittere i hjernen. Dopamin spiller en central rolle i belønning og motivation og kan også påvirke trangen til mad, især til søde eller fede fødevarer, som ofte er forbundet med belønningssignalering. Noradrenalin er på den anden side involveret i reguleringen af årvågenhed og energiforbrug.

Naltrexon, det andet lægemiddel i kombinationen, bruges normalt til at behandle alkohol- og opiatafhængighed. Det virker som en opioidreceptorantagonist, hvilket betyder, at det blokerer virkningerne af opioider, der forekommer naturligt i hjernen og er en del af kroppens belønningssystem. Ved at blokere disse receptorer kan naltrexon hjælpe med at reducere trangen og belønningsfornemmelserne i forbindelse med spisning.

Kombinationen af bupropion og naltrexon i Contrave udnytter disse mekanismer til at reducere appetitten og øge mæthedsfornemmelsen. Ved at forbedre humøret og give øget årvågenhed, mens naltrexon dæmper de belønnende aspekter ved at spise, reduceres det samlede ønske om mad. Det gør Contrave til en effektiv løsning for personer, der kæmper med overvægt eller fedme, især når disse tilstande er forbundet med følelsesmæssige aspekter som f.eks. stressspisning eller dårligt humør.

Ud over vægttab kan Contrave også være velegnet til personer, der også kæmper med afhængighedsskabende adfærd eller humørsvingninger. De antidepressive egenskaber ved bupropion kan være en støtte for patienter med depressive lidelser, og de afhængighedsdæmpende egenskaber ved naltrexon kan være nyttige, når spiseadfærd ses som en del af et afhængighedsproblem.

Lægemidlet bruges normalt som en del af en omfattende behandlingsplan for vægtkontrol, der omfatter kostændringer, fysisk aktivitet og adfærdsændringer. Før du bruger Contrave, er det vigtigt at søge lægehjælp, da lægemidlet kan interagere med anden medicin og ikke er egnet til alle patienter. Det kan give bivirkninger som kvalme, forstoppelse, hovedpine og lejlighedsvis forhøjet blodtryk, som skal overvåges og vurderes af en læge.

Sundhedsstatus som udvælgelseskriterium

Når man vælger en vægttabsinjektion, som bruges til behandling af overvægt og fedme, er der mange faktorer, der skal tages i betragtning for at sikre, at medicinen er effektiv og sikker. Patientens helbredstilstand spiller en central rolle i den forbindelse.

Eksisterende tilstande som diabetes kan have stor indflydelse på valget af medicin. For eksempel kan GLP-1-receptoragonister være særligt velegnede i sådanne tilfælde, da de ikke kun hjælper med vægtkontrol, men også forbedrer blodsukkerkontrollen. Disse lægemidler kan derfor være dobbelt så gavnlige for diabetikere, der ønsker at tabe sig.

Kardiovaskulære sygdomme er også vigtige, når man vælger slankemedicin. Nogle lægemidler kan påvirke det kardiovaskulære system, f.eks. ved at øge blodtrykket eller hjertefrekvensen. Her er det vigtigt at vælge en medicin, der er sikker for patienter med sådanne allerede eksisterende tilstande, eller at justere doseringen i overensstemmelse hermed.

Psykiske problemer som depression eller angstlidelser skal også tages i betragtning, da nogle former for slankemedicin kan have en indvirkning på humør og velbefindende. Medicin, der påvirker centralnervesystemet, som f.eks. bupropion, der også har antidepressive virkninger, kan være at foretrække i sådanne tilfælde.

At vælge den rigtige medicin til vægttab skal derfor altid være en individuel beslutning baseret på en omfattende medicinsk vurdering. Det er vigtigt, at lægerne overvejer alle aspekter af patientens helbred for at sikre en sikker og effektiv behandling. Mulige interaktioner med anden medicin, som patienten måtte tage, samt individuelle omstændigheder og behov bør også indgå i beslutningsprocessen.

Interaktioner med anden medicin som kriterium

At tjekke for interaktioner mellem en vægttabsinjektion og anden medicin, som en patient måtte tage, er et andet kritisk skridt i en sikker og effektiv behandling af overvægt eller fedme. Lægemiddelinteraktioner kan reducere behandlingens effektivitet, øge uønskede bivirkninger eller endda forårsage farlige helbredsproblemer.

For eksempel kan GLP-1-receptoragonister, som ofte bruges til vægttab, have potentielle interaktioner med en række andre lægemidler. De kan påvirke den hastighed, hvormed lægemidler frigives fra maven, hvilket kan ændre optagelsen og effektiviteten af disse lægemidler. Dette er især relevant for medicin, der kræver præcis dosering, som f.eks. orale antidiabetika eller blodtryksmedicin.

Ved brug af bupropion/naltrexon, en anden almindelig mulighed for vægttabsinjektioner, skal læger være opmærksomme på kombinationen med andre stoffer med en virkning på centralnervesystemet, såsom visse antidepressiva eller antipsykotika. Bupropion kan øge risikoen for anfald, især i kombination med lægemidler, der sænker anfaldstærsklen.

Det er også vigtigt at overveje samspillet mellem vægttabsinjektioner og medicin, der påvirker risikoen for blødning, da nogle af disse vægttabsmedicin kan påvirke blodets koagulation. Det kan føre til komplikationer hos patienter, der tager antikoagulantia som f.eks. warfarin.

Vurdering af sådanne interaktioner kræver nøje overvejelse og nogle gange justering af dosis eller tidsplan for brug af medicin. Det er vigtigt, at læger og apotekere gennemgår en komplet liste over al medicin, herunder receptpligtig medicin, håndkøbsmedicin og naturlægemidler, som en patient bruger, før de ordinerer en vægttabsinjektion. Patienterne bør også opfordres til at indberette eventuelle ændringer i deres medicinering eller påbegynde ny medicinering for at sikre, at deres behandlingsplan forbliver sikker og effektiv.

Bivirkninger som udvælgelseskriterium

Når man vælger vægttabsinjektioner, skal man også nøje overveje de potentielle bivirkninger, da de kan påvirke patientens livskvalitet og undertiden udgøre alvorlige sundhedsrisici. De mest almindelige bivirkninger forbundet med disse lægemidler, såsom kvalme, opkastning, diarré og forstoppelse, er ofte et udtryk for lægemidlets effekt på mave-tarmkanalen. Disse symptomer kan især forekomme i den indledende fase af behandlingen og kan aftage med tiden, efterhånden som kroppen vænner sig til medicinen.

Den langsommere tømning af mavesækken, som er en almindelig effekt af mange vægttabsmedicin, kan føre til kvalme og forstoppelse. Selv om denne effekt kan bidrage til vægttab ved at forlænge mæthedsfornemmelsen, kan det tilknyttede ubehag være svært at håndtere for nogle patienter. Diarré og opkastninger kan også forekomme, når kroppen reagerer på ændringen i fødeindtag og de aktive ingredienser i medicinen.

Derudover er der mere alvorlige, men mindre almindelige bivirkninger, som skal tages i betragtning, når man beslutter sig for en bestemt vægttabsinjektion. For eksempel kan risikoen for pancreatitis, en betændelse i bugspytkirtlen, øges ved brug af nogle GLP-1-receptoragonister. Det er en alvorlig medicinsk tilstand, som kræver øjeblikkelig behandling. Der kan også opstå nyreproblemer, især hvis lægemidlet forstyrrer væskeoptagelsen, eller hvis der allerede er en eksisterende nyreskade.

At vælge den rigtige medicin bør derfor ikke kun være baseret på effektivitet, men også tage hensyn til patientens individuelle tolerance og risikoprofil. Det er vigtigt, at læger og patienter arbejder sammen om at afveje fordele og ulemper ved hver behandlingsmulighed, herunder at overveje, hvordan bivirkninger kan påvirke patientens daglige livsstil og generelle helbred. Åben kommunikation om eventuelle bivirkninger og vilje til at justere behandlingen, hvis det er nødvendigt, er afgørende for at sikre, at behandlingen ikke kun er effektiv, men også sikker.

Langtidseffekter som udvælgelseskriterium

At vælge en vægttabsinjektion som en del af en omfattende vægtkontrolplan, der omfatter kostændringer, fysisk aktivitet og adfærdsterapi, er et vigtigt skridt i retning af at opnå et vellykket vægttab på lang sigt. Faktisk varierer egnetheden af forskellige typer vægttabsinjektioner til langtidsbehandling afhængigt af deres virkningsmekanisme, effektivitet, sikkerhedsprofil og patienttolerance.

Nogle af de mere almindeligt anvendte vægttabsinjektioner er baseret på GLP-1-receptoragonister, såsom liraglutid, semaglutid og dulaglutid. Disse lægemidler er ikke kun effektive til at reducere kropsvægten, men har også positive effekter på glukosemetabolismen, hvilket gør dem særligt nyttige for patienter med type 2-diabetes. Deres effekt på at bremse mavetømningen og forbedre insulinudskillelsen gør dem til en attraktiv mulighed for langtidsbehandling, især fordi de også kan reducere risikoen for hjerte-kar-sygdomme.

Disse lægemidler er generelt velegnede til langvarig brug, da de hjælper med at forbedre den generelle metaboliske sundhed ud over vægttab. Patienter, der bruger GLP-1-receptoragonister, rapporterer ofte om en vedvarende forbedring af mæthedsfornemmelsen og en reduktion af kalorieindtaget, hvilket gør det lettere at opretholde den reducerede kropsvægt.

Lægemidlernes tolerance- og sikkerhedsprofil er også afgørende for beslutningen om at bruge dem i langtidsbehandling. GLP-1-receptoragonister tolereres generelt godt, selvom de kan forårsage bivirkninger som kvalme og fordøjelsesbesvær hos nogle patienter. Disse bivirkninger er ofte midlertidige og kan afhjælpes ved at justere doseringen eller andre understøttende foranstaltninger.

Ud over GLP-1-receptoragonister er der andre klasser af medicin som f.eks. kombinationen af bupropion og naltrexon, der også kan være egnet til langvarig brug, især hos patienter, der også kæmper med psykologiske faktorer som depression eller afhængighedsskabende adfærd. Disse medikamenter kan hjælpe med at håndtere det følelsesmæssige aspekt af spiseadfærd, som for nogle patienter kan være en nøglefaktor i kampen mod fedme.

Valget af den rette slankende injektion til langtidsbehandling afhænger derfor af individuelle faktorer som patientens helbredstilstand, ledsagende sygdomme, medicinens sikkerhedsprofil og patientens individuelle respons på behandlingen.

Tilgængelighed som udvælgelseskriterium

Tilgængeligheden af vægttabsinjektioner kan også være et vigtigt udvælgelseskriterium for folk, der overvejer vægttabsmedicin. På grund af den voksende popularitet af denne behandlingsmetode og visse produktionsbegrænsninger kan der være regional mangel. Denne mangel kan have forskellige årsager:

- Produktionskapacitet: Produktionen af injektionssprøjter kan være kompleks og stille særlige krav til produktionsmiljøet og -teknologien. Hvis disse kapaciteter er begrænsede, kan det føre til flaskehalse i forsyningen.
- Myndighedsgodkendelser: I nogle lande eller regioner kan lovgivningsmæssige forhindringer påvirke tilgængeligheden af disse lægemidler. Godkendelsesprocedurerne kan være langvarige, hvilket forsinker markedsføringen af nye produkter.
- Overskudsefterspørgsel: I tilfælde af en pludselig stigning i efterspørgslen, f.eks. på grund af positive undersøgelsesresultater eller offentlig interesse, er den eksisterende produktionskapacitet muligvis ikke tilstrækkelig til at imødekomme efterspørgslen.
- Distributions- og logistikproblemer: Globale eller lokale logistikproblemer, f.eks. forårsaget af politiske ændringer eller pandemier, påvirker også tilgængeligheden af sådanne lægemidler.

Det er derfor tilrådeligt for folk, der overvejer behandling med vægttabsinjektioner, at finde ud af, hvad der er tilgængeligt i deres region på et tidligt tidspunkt og eventuelt overveje alternativer, hvis disse lægemidler er vanskelige at få fat i. Det er også vigtigt at se behandlingen i en omfattende sammenhæng, der omfatter kost og motion for at opnå de bedste resultater og ikke kun være afhængig af tilgængeligheden af et enkelt medikament.

Omkostninger som udvælgelseskriterium

Udgifterne til vægttabsinjektioner er et andet vigtigt udvælgelseskriterium for mange mennesker, der overvejer vægttabsmedicin. De økonomiske aspekter kan have stor indflydelse på tilgængeligheden og beslutningen for eller imod en sådan behandling.

Markedspriser og producenter

Prisen på vægttabsinjektioner kan variere afhængigt af producent og land. Patenterede lægemidler er ofte dyrere end deres generiske modstykker. Prisen kan også påvirkes af faktorer som eksklusivitet på markedet, produktionsomkostninger og producentens prispolitik.

Udgifterne til vægttabsinjektioner varierer afhængigt af den specifikke medicin, dosering og landets sundhedssystem.

Wegovy, som bruges til vægttab i højere doser, koster i gennemsnit mellem 200 og 300 euro/USD om måneden, afhængigt af apoteket og doseringen. Saxenda kan koste lidt mindre, men ligger ofte på omkring 200 euro/USD om måneden. Disse priser kan variere afhængigt af den individuelle dosis og antallet af sprøjter, der kræves hver måned.

Yderligere omkostninger

Ud over de direkte omkostninger til selve indsprøjtningerne skal der muligvis også tages højde for yderligere udgifter til regelmæssige lægeundersøgelser, konsultationer og mulige behandlinger af bivirkninger.

Forsikringsdækning

Spørgsmålet om sygesikringsdækning for vægttabsmedicin er et vanskeligt og inkonsekvent behandlet emne, der er stærkt påvirket af nationale sundhedssystemer og specifikke forsikringspolitikker.

I mange lande skal visse kriterier som f.eks. et defineret BMI-indeks være opfyldt, for at omkostningerne kan dækkes af sygesikringen. Typisk dækkes sådanne behandlinger kun af forsikringen, hvis andre, mindre invasive metoder til vægttab, som f.eks. kost og motion, tidligere er blevet afprøvet uden succes. Praksis er ofte inkonsekvent inden for et land og er også ustabil, fordi praksis med vægttabsinjektioner, som stadig er relativt ny, endnu ikke er etableret.

Ledsagende medicinske tilstande spiller også en væsentlig rolle. Personer, der lider af sygdomsrelaterede vægtproblemer, såsom type 2-diabetes eller forhøjet blodtryk, er ofte mere tilbøjelige til at kvalificere sig til dækning af lægemiddelbehandlinger, da disse kan anses for at være nødvendige for behandlingen af de underliggende tilstande. I disse tilfælde argumenterer læger og patienter for, at vægtreduktion ikke kun gavner livskvaliteten, men også kan reducere de samlede omkostninger for sundhedssystemet ved at reducere andre sundhedskomplikationer.

Men de specifikke politikker og de deraf følgende beslutninger hos sundhedsforsikringsselskaberne varierer betydeligt. I nogle lande er sundhedssystemerne mere orienteret mod at støtte forebyggende foranstaltninger og kan derfor være mere tilbøjelige til at dække sådanne behandlinger. I andre lande er det dog mindre sandsynligt, at de dækker, medmindre patienten opfylder en lang række krav.

I Tyskland dækker de lovpligtige sundhedsforsikringer f.eks. generelt ikke udgifterne til GLP-1-receptoragonister til vægttab, såsom Wegovy (semaglutid) eller Saxenda (liraglutid), som en standard vægttabsbehandling. Den primære brug af disse lægemidler under sygesikringsdækning er fokuseret på specifikke medicinske tilstande, der går ud over det blotte ønske om vægttab.

Overtagelse af omkostninger kan dog overvejes, hvis følgende betingelser er opfyldt:

- Tilstedeværelse af fedme: Som regel skal patienten have et body mass index (BMI) på mindst 30 kg/m², hvilket betragtes som fedme. I nogle tilfælde, især hvis der er yderligere helbredsproblemer, kan omkostningerne blive dækket, selv om BMI er 27 kg/m².
- Yderligere helbredskomplikationer: Patienter med diabetesrelaterede komplikationer eller andre vægtrelaterede sundhedsproblemer som f.eks. højt blodtryk, søvnapnø eller visse hjerte-kar-sygdomme kan også være berettiget til dækning.
- Fejlslagne konventionelle tiltag: Normalt skal konventionelle metoder til vægttab, som f.eks. kost og motion, have været afprøvet og vurderet som mislykkede. Et medicinsk overvåget vægtkontrolprogram, som ikke har vist tilstrækkelige resultater, kan også være et kriterium.

Det er vigtigt, at den behandlende læge giver en detaljeret medicinsk begrundelse og dokumentation for nødvendigheden af denne behandling, da sundhedsforsikringsselskaber ofte nægter at dække omkostningerne uden dette. Beslutningen kan også variere fra sygesikringsselskab til sygesikringsselskab, og det anbefales at diskutere mulighederne og betingelserne for omkostningsdækning direkte med dit eget sygesikringsselskab.

Beslutningen om dækning er også ofte påvirket af økonomiske overvejelser. Udgifterne til medicinsk behandling af vægttab kan være høje, og forsikringsselskaberne skal afveje de potentielle langsigtede besparelser fra reducerede helbredsproblemer mod de umiddelbare udgifter til medicin.

Det anbefales derfor, at patienter, der overvejer en sådan behandling, finder ud af præcis, hvad deres sundhedsforsikring dækker, og om nødvendigt taler med læger om mulighederne for at få disse omkostninger refunderet.

Optimal brug af vægttabssprøjter

For at maksimere effektiviteten af vægttabsinjektioner og samtidig minimere risici og bivirkninger er det vigtigt at have en omfattende tilgang, der omfatter korrekt brug og dosering, kombination med kostplaner og motionsprogrammer samt regelmæssig overvågning og justering af behandlingen.

Korrekt anvendelse og dosering

Brugen af vægttabsinjektioner, især GLP-1-receptoragonister, kræver omhyggelig patientvejledning og -træning for at sikre effektiv og sikker brug. Processen begynder med grundig uddannelse i korrekt håndtering og administration af medicinen.

Træning i at injicere sig selv

Patienter, der bruger vægttabssprøjter, skal instrueres i teknikken til selvinjektion. Dette omfatter korrekt optrækning af medicinen fra hætteglasset eller håndtering af forfyldte penne. Undervisningen bør også omfatte en demonstration af, hvordan man fjerner beskyttelseshætten, sætter nålen godt fast og gør sprøjten klar til injektion. Det er vigtigt, at patienterne lærer, hvordan man fjerner luftbobler fra sprøjten for at sikre en nøjagtig dosering.

Valg af injektionssted

Subkutan injektion gør det muligt at indgive medicinen direkte under huden, hvilket fremmer langsom og jævn absorption af den aktive ingrediens. Typiske injektionssteder er maven, låret og overarmen. Disse områder foretrækkes, fordi de er let tilgængelige og har tilstrækkeligt med subkutant fedtvæv, hvilket gør indsprøjtningen mindre smertefuld. Patienterne skal instrueres i at skifte indsprøjtningssted ved hver anvendelse for at minimere risikoen for hudirritation, lipodystrofi eller infektion. Systematisk skift af indstikssted kan hjælpe med at holde vævet sundt og optimere optagelsen af lægemidlet.

Instruktioner for dosering

Doseringen af slankeinjektioner skal tilpasses individuelt for at opnå maksimal effekt med minimale bivirkninger. Den første dosis er ofte lav og øges gradvist baseret på patientens tolerance og reaktioner. Denne gradvise stigning hjælper kroppen med at vænne sig til medicinen og kan reducere hyppigheden og sværhedsgraden af bivirkninger som kvalme og opkastninger. Den nøjagtige dosis og tidsplanen for stigningen skal kommunikeres tydeligt for at sikre, at patienten følger retningslinjerne nøjagtigt.

Overvågning og tilpasning

Kontinuerlig overvågning af sundhedspersonalet er afgørende for at vurdere patientens reaktion på behandlingen og justere doseringen i overensstemmelse hermed. Regelmæssige opfølgningsbesøg giver lægen mulighed for at vurdere behandlingens effektivitet og reagere på mulige bivirkninger. Disse aftaler giver også mulighed for at gennemgå og korrigere selvinjektionsteknikken, hvilket er særligt vigtigt for at sikre patientens langsigtede overholdelse og velbefindende.

Ved at implementere disse omfattende uddannelses- og overvågningsstrategier kan patienterne ikke kun forbedre deres evne til selv at styre deres behandling, men også øge deres chancer for et vellykket og bæredygtigt vægttab.

Kombination med ernæringsplaner og træningsprogrammer

Vægttabsinjektioner kan bidrage væsentligt til vægttab, især når de bruges som en del af et omfattende vægtkontrolprogram, der omfatter omhyggeligt tilpassede kost- og motionsplaner. Denne integrative tilgang anerkender, at bæredygtigt vægttab og sundhedsfremme ikke kan opnås ved hjælp af medicin alene, men kræver en omfattende livsstilsændring.

Ernæringsplaner

En gennemtænkt ernæringsstrategi er afgørende for at maksimere effekten af vægttabsindsprøjtninger. En næringsrig, kaloriekontrolleret kost hjælper ikke kun med at opnå det kalorieunderskud, der er nødvendigt for vægttab, men hjælper også kroppen med at få alle de nødvendige vitaminer, mineraler og andre næringsstoffer, der er nødvendige for et optimalt helbred. Sådanne kostplaner bør omfatte følgende aspekter:

- Afbalanceret fordeling af makronæringsstoffer: Kulhydrater, proteiner og fedtstoffer skal være i et forhold, der opfylder individuelle behov, f.eks. flere proteiner for at give mæthed og støtte muskelopbygning og sunde fedtstoffer, der giver energi på lang sigt og fremmer hjertesundheden.

- Inkluder hele fødevarer: Frugt, grøntsager, fuldkorn og magre proteiner er vigtige, fordi de giver færre kalorier med højere næringsværdi, hvilket hjælper med at kontrollere sult og trang.

- Begræns forarbejdede fødevarer og sukker: De kan forstyrre insulinniveauet og føre til vægtøgning. At reducere dem kan ikke kun hjælpe med vægtkontrol, men også reducere risikoen for diabetes og andre metaboliske sygdomme.

Træningsprogrammer

Fysisk aktivitet er en anden central søjle i behandlingen af fedme og bør omfatte både aerob træning og styrketræning:

- Aerob træning: Aktiviteter som løb, svømning eller cykling forbedrer hjerte-kar-sundheden og forbrænder kalorier, hvilket bidrager direkte til vægttab. Regelmæssig aerob træning forbedrer også insulinfølsomheden, hvilket er særligt vigtigt for mennesker med eller på grænsen til diabetes.
- Styrketræning: Opbygning af muskelmasse er afgørende, da muskler forbrænder flere kalorier end fedtvæv, selv i hvile. Styrketræning styrker ikke kun musklerne, men forbedrer også knogletætheden og den generelle kropssammensætning.

Regelmæssig gennemgang og justering

At kombinere disse elementer i en omfattende plan kræver omhyggelig overvågning og regelmæssige justeringer for at sikre, at målene nås, og at sundheden opretholdes. Det betyder regelmæssige møder med en ernæringsekspert og en fitnesstræner samt løbende medicinsk overvågning af den læge, der ordinerer vægttabsinjektionerne. Justeringer kan være nødvendige som reaktion på ændringer i livsstil, helbredstilstand eller simpelthen kroppens reaktion på tidligere behandling.

Ved at tage højde for disse aspekter bliver vægtkontrol med vægttabsinjektioner ikke kun mere effektiv, men også mere bæredygtig ved at hjælpe patienterne med at udvikle sunde vaner, der fører til et bedre helbred på lang sigt.

Medicinsk overvågning af behandlingen

Regelmæssig medicinsk overvågning er afgørende for at sikre, at behandlingen med vægttabsinjektioner forbliver sikker og effektiv. Dette omfatter regelmæssig kontrol af vægt, blodtryk, blodsukkerniveau og andre relevante sundhedsindikatorer.

Behandlingen skal kunne tilpasses fleksibelt for at reagere på ændringer i patientens reaktion eller forekomsten af bivirkninger. Dosis kan justeres, medicin kan ændres, eller yderligere støtteforanstaltninger kan anbefales, afhængigt af individuelle behov.

I samarbejde med ernæringseksperter, fysioterapeuter og andet sundhedspersonale kan der foretages regelmæssige justeringer baseret på de seneste medicinske resultater og patientens personlige udvikling. Denne tværfaglige tilgang er afgørende for at sikre langsigtet succes og forbedre patientens livskvalitet.

Behandlingens varighed

Vægttabsinjektioner er ofte en del af en langsigtet behandlingsstrategi. Disse medikamenter, som ofte indsprøjtes en gang om ugen, kan hjælpe med at reducere sultfølelsen og fremme vægttabet. Men det er netop denne langsigtede karakter, der fører til en udfordring med hensyn til omkostninger.

Den langsigtede karakter af denne behandling betyder, at de samlede omkostninger ikke kun omfatter køb af medicinen, men også regelmæssige besøg hos lægen for at overvåge fremskridt og mulige bivirkninger. Over måneder eller endda år kan disse omkostninger være betydelige og udgøre en økonomisk hindring for mange patienter.

Der er stor forskel på, hvor meget sundhedsforsikringsselskaberne betaler. I lande med omfattende sundhedssystemer eller forsikringspolitikker, der fremmer forebyggende behandlinger, kan disse omkostninger blive helt eller delvist dækket. I andre tilfælde skal patienterne måske selv betale de fleste eller alle omkostninger, hvilket kan begrænse adgangen til denne behandling.

Det er også vigtigt at bemærke, at effektiviteten og behovet for fortsat brug af disse indsprøjtninger bør vurderes regelmæssigt. Ikke alle patienter vil få de ønskede resultater af disse behandlinger, og det er muligt, at det er nødvendigt at justere behandlingsmetoderne, hvilket kan medføre ekstra omkostninger.

Det kan være nyttigt for de berørte at diskutere de forventede omkostninger og behandlingens varighed i detaljer med deres læge og sundhedsforsikring. Det kan også være nyttigt at spørge om generiske alternativer eller søge støtte fra offentlige sundhedsprogrammer eller lægemiddelproducenternes patientstøtteprogrammer, som i nogle tilfælde tilbyder økonomisk støtte til langvarig behandling.

Afbrydelse af behandling

Behandling med vægttabsinjektioner, der indeholder GLP-1-receptoragonister som semaglutid eller liraglutid, kan teoretisk set afbrydes, men det skal gøres med omtanke og helst i samråd med en læge. Der er forskellige grunde til, at en sådan behandling kan afbrydes, men det er vigtigt at forstå de mulige konsekvenser af en afbrydelse.

- Effektivitet: GLP-1-receptoragonister virker ved at regulere appetitten og forbedre insulinfølsomheden. De opnår deres fulde effektivitet ved kontinuerlig brug. Seponering kan føre til tab af fremskridt i vægtkontrol, da den underliggende mekanisme for appetitkontrol og forbedret metabolisk aktivitet ikke længere opretholdes.
- Vægtkontrol: Mange brugere oplever, at de tager på igen, når de stopper med medicinen, da de oprindelige fysiologiske forhold, der førte til overvægt eller fedme, ofte forbliver uændrede. At tage på igen kan være nedslående og underminere langsigtede mål for vægtkontrol.
- Lægekontrol: Hvis det besluttes at afbryde behandlingen, skal det ske under lægekontrol. Lægen kan hjælpe med at tilrettelægge afbrydelsen

på en sådan måde, at mulige negative virkninger minimeres, og kan rådgive om, hvordan behandlingen kan genoptages sikkert på et senere tidspunkt.

- Bivirkninger og tolerance: I nogle tilfælde kan det være tilrådeligt at afbryde behandlingen, især hvis der opstår bivirkninger eller helbredsproblemer, der gør yderligere brug af medicinen utilrådelig. I sådanne tilfælde kan en afbrydelse være nødvendig for at beskytte patientens helbred eller for at evaluere alternative behandlingsmuligheder.
- Omkostninger og tilgængelighed: De høje omkostninger og den potentielt begrænsede tilgængelighed af medicinen kan naturligvis også være årsager til afbrydelse, især hvis de ikke er bæredygtige på lang sigt.

I alle tilfælde er det tilrådeligt at træffe en sådan beslutning sammen med en sundhedsudbyder for at sikre, at det er i patientens bedste interesse og langsigtede mål. Alternativer og støttestrategier bør også overvejes for at sikre kontinuitet i vægtstyringen.

Kilder til forsyning

Der er forskellige måder at få vægttabsinjektioner på:

- Lægerecept: I Europa, USA og mange andre lande kræver vægttabsinjektioner en recept. Det betyder, at en læge skal vurdere behovet for denne behandling og udstede en recept. Det er den sædvanlige måde at sikre, at behandlingen er medicinsk hensigtsmæssig og sikker for patienten.

- Specialister i endokrinologi eller diabetologi: Det er ofte specialister i endokrinologi eller diabetologi, der udskriver sådan medicin, da de er specialiserede i stofskiftesygdomme og hormonelle ubalancer. Disse læger kan foretage en omfattende helbredsvurdering og afgøre, om behandling med GLP-1-receptoragonister er passende.

- Klinikker for vægtkontrol: Mange sundhedsfaciliteter, der er specialiseret i vægtkontrol, tilbyder også adgang til medicinsk behandling som f.eks. vægttabsinjektioner. Disse klinikker har ofte teams af læger, diætister og andre fagfolk, som tilbyder en integreret tilgang til vægttab. De tilbyder også ofte økonomiske planer for behandlingen.

- Onlineapoteker og telemedicin: Nogle onlineapoteker og telemedicinske udbydere kan også udstede recepter på vægttabsinjektioner efter en onlinekonsultation med en kvalificeret læge. Det kan være en praktisk mulighed for patienter, der bor i fjerntliggende områder eller har svært ved at se en læge personligt. Det er dog vigtigt at sikre sig, at disse tjenester er godkendt og reguleret for at undgå risici.

- Direkte køb på apoteket med en recept: Efter at have modtaget en recept kan medicinen købes på næsten ethvert apotek. Apotekere kan også give yderligere oplysninger om korrekt brug og opbevaring af medicinen.

Etiske og sociale overvejelser

Den etiske debat om vægttabsindsprøjtninger rejser en række moralske spørgsmål. Debatten berører emner som standarder for kropsbilleder, adgang til lægehjælp og spørgsmålet om, hvor langt medicinske indgreb for at ændre naturlige kropsforhold bør gå. Vi vil kun berøre disse spørgsmål her, da de faktisk bliver mere og mere marginaliserede.

Vægttabsinjektioner tilbyder værdifuld medicinsk støtte til mennesker, for hvem konventionelle metoder som kost og motion alene ikke er tilstrækkelige til at opnå en sund vægt. Disse medikamenter er en særlig vigtig mulighed for mennesker, der er overvægtige eller fede, hvilket allerede har ført til helbredskomplikationer som type 2-diabetes eller hjerte-kar-sygdomme. På grund af den effektive vægtreduktion, der muliggøres af disse injektioner, kan mange af de berørte mennesker opleve en forbedring af deres helbredssituation. Det kan føre til mindre afhængighed af anden medicin, fremme bedre fysisk ydeevne og forbedre den generelle livskvalitet.

Desuden er vægttabsinjektioner med til at øge bevidstheden om og forståelsen af fedme som en kronisk tilstand. Ved at behandle det medicinsk kan det stigma, der ofte er forbundet med fedme, reduceres. Det fører til større empati og støtte til de berørte, hvilket hjælper dem til at føle sig mindre isolerede og mere socialt accepterede.

Det er også vigtigt at anerkende, at udviklingen af sådanne medicinske behandlinger er resultatet af omfattende forskning og innovation, der har til formål at levere levedygtige løsninger på alvorlige sundhedsproblemer. Disse fremskridt inden for medicin styrker folks ret til selvbestemmelse over deres helbred og muliggør personaliserede behandlinger, som tidligere ikke var mulige.

Samlet set giver vægttabsinjektioner mange mennesker en livsforandrende forbedring af deres helbred og livskvalitet. De er et eksempel på, hvordan medicinsk innovation kan hjælpe med at overvinde udfordringerne ved kroniske sygdomme og hjælpe de berørte med at leve et mere aktivt og sundt liv.

Desuden er vægttabsinjektioner en effektiv behandlingsmulighed for mennesker, der lider af usund fedme, og for hvem andre metoder som kost og motion ikke har været en succes. For disse mennesker kan indsprøjtninger ikke kun muliggøre vægttab, men også føre til en forbedring af tilknyttede sundhedstilstande som type 2-diabetes, hjerte-kar-sygdomme og andre. Det hævdes ofte her, at adgang til sådanne behandlinger er et spørgsmål om medicinsk retfærdighed og kan hjælpe folk med at leve sundere og potentielt længere.

Den stigende normalisering af vægttabsinjektioner vil bidrage til at reducere stigmatiseringen af overvægt og fedme ved at anerkende dem som medicinske tilstande, der kan behandles. Ved at anerkende fedme som en tilstand, der kræver medicinsk indgriben, kan det være med til at reducere skyld og selvbebrejdelse blandt de berørte.

Men der er naturligvis også bekymringer om etikken i medicinske indgreb, der har til formål at ændre kroppen. Nogle ser det som en afvisning af accepten af naturlig kropsdiversitet. På den anden side hævder tilhængere, at adgang til sådanne behandlinger styrker folks ret til selvbestemmelse, når de skal træffe beslutninger om deres krop og helbred.

Overordnet set er diskussionen om vægttabsinjektioner kompleks og rejser vigtige spørgsmål om vores samfunds prioriteringer, forståelse af sundhed og medicinens rolle i vores liv. Det er fortsat vigtigt, at disse diskussioner føres for at sikre en afbalanceret forståelse af fordele og ulemper ved sådanne medicinske indgreb.

Ifølge forfatterne opvejer de positive faktorer ved vægttabsindsprøjtninger dog klart de negative.

Nye lægemidler, konklusion og fremtidsudsigter

Vægttabsinjektioner er allerede bedre end deres rygte. For første gang har de potentiale til effektivt at bekæmpe den udbredte sygdom fedme. Der er ingen grund til at understrege, hvad det kan betyde for de berørte.

Yderligere forbedringer af vægttabsinjektioner kan få stor betydning i fremtiden. Forskere arbejder på at øge effektiviteten af disse lægemidler ved at målrette dem mere effektivt mod de relevante metaboliske veje. Målet er at opnå stærkere og længerevarende effekter på vægttabet og samtidig minimere bivirkningerne. Udviklingen af nye kombinationsbehandlinger, der samler forskellige aktive ingredienser for at fremme vægttab, viser også lovende tilgange. Disse kan forbedre behandlingens effektivitet og samtidig reducere doseringen af de enkelte komponenter, hvilket øger tolerancen.

Et andet vigtigt fremskridt kunne ligge i formen for indgivelse af disse lægemidler. I øjeblikket gives de for det meste som indsprøjtninger, men forskning kan føre til mere bekvemme former som orale doser eller implanterbare enheder, der frigiver lægemidlet kontinuerligt. Forskningen ser også på tilgange til personlig medicin, hvor behandlingen skræddersys specifikt til patienternes individuelle genetiske, metaboliske og fysiologiske karakteristika for at optimere behandlingen.

Den fremtidige rolle for **kortisol,** et hormon, der er kendt for at regulere stofskiftet og kroppens reaktion på stress, er også vigtig. Høje kortisolniveauer kan føre til vægtøgning og påvirke appetit og fedtlagring. Fremtidige behandlinger kunne sigte mod at modulere kortisolniveauerne eller afbøde kortisolens virkninger på kroppen for at forbedre effektiviteten af vægttabsinjektioner. Det kan ske gennem kombinationsbehandlinger, der ikke kun indeholder GLP-1-agonister, men også komponenter, der specifikt adresserer de metaboliske effekter forårsaget af kortisol.

Tirzepatid, en relativt ny aktiv ingrediens i behandlingen af type 2-diabetes, viser også lovende resultater inden for vægtreduktion og kan komme til at spille en vigtig rolle i vægttabsinjektioner i fremtiden. Tirzepatid er en dobbelt agonist, der aktiverer både den glukagonlignende peptid-1 (GLP-1)-receptor og den glukoseafhængige insulinotropiske polypeptid (GIP)-receptor. Disse egenskaber gør det særligt effektivt til både at kontrollere blodsukkerniveauet og reducere kropsvægten.

I kliniske forsøg har tirzepatid vist meget gode resultater med hensyn til vægttab. For eksempel viste fase 3-studiet SURMOUNT-1, at deltagere, der blev behandlet med tirzepatid, opnåede et meget betydeligt vægttab på op til 20 % af deres kropsvægt. Det overgår de resultater, der opnås med de nuværende GLP-1-agonister som semaglutid, der også bruges til vægttab.

Virkemåden for tirzepatid involverer flere mekanismer: Det forbedrer insulinfølsomheden, bremser mavetømningen og øger mæthedsfornemmelsen, hvilket fører til et reduceret kalorieindtag. Disse virkninger er især gavnlige for mennesker, der har svært ved at reducere deres vægt ved hjælp af kost og motion alene.

På baggrund af disse lovende resultater forventes tirzepatid at spille en stadig vigtigere rolle i udviklingen af vægttabsinjektioner i fremtiden. Godkendelsen og markedslanceringen af tirzepatid som vægttabsmiddel vil dog stadig tage noget tid, da de sidste faser af de kliniske forsøg og godkendelsesprocessen skal gennemføres.

Udsigterne til yderligere udvikling og forbedring af vægttabsinjektioner er derfor lovende og fokuserer på øget effektivitet, brugervenlighed og personligt tilpassede behandlingsmuligheder, der har potentiale til yderligere at forbedre livskvaliteten for mange mennesker.

Det forventes også, at vægttabsinjektioner - ligesom mange andre nye lægemidler - vil blive billigere med tiden. Den fremtidige prisfastsættelse for vægttabsinjektioner, såsom GLP-1-receptoragonister, afhænger af flere faktorer, men der er grund til forsigtig optimisme om, at de kan blive mere overkommelige med tiden. Efterhånden som efterspørgslen efter disse lægemidler stiger, kan producenterne drage fordel af stordriftsfordele, der giver dem mulighed for at sænke priserne. Desuden kan teknologiske fremskridt og mere effektive produktionsmetoder føre til en reduktion af produktionsomkostningerne. En anden væsentlig påvirkningsfaktor er udløbet af patenter på eksisterende lægemidler, hvilket baner vejen for billigere generiske lægemidler.

Lovgivningsmæssige beslutninger og sundhedspolitikker, der har til formål at reducere omkostningerne til medicin, kan også spille en rolle. Selvom prissætningen af medicin er kompleks og afhænger af mange variable markeds- og politiske faktorer, giver denne udvikling os håb om, at prisen på receptpligtige sprøjter vil falde i fremtiden.